XIANG BIAOGAN YIYUAN XUE WENHUA

向标杆医院学文化

主编

姜　洁

副主编

吴　捷　李　耘　吕　军

闫　明　夏良伟　高　琰

四川科学技术出版社

·成都·

图书在版编目（CIP）数据

向标杆医院学文化 / 姜洁主编. -- 成都 : 四川科学技术出版社, 2019.9

ISBN 978-7-5364-9566-1

Ⅰ. ①向… Ⅱ. ①姜… Ⅲ. ①医院文化－建设－中国 Ⅳ. ①R197.3

中国版本图书馆CIP数据核字(2019)第180280号

向标杆医院学文化

主　编　姜洁
副主编　吴捷　李耘　吕军　闫明　夏良伟　高琰

出 品 人　钱丹凝
责任编辑　周美池　梅红
封面设计　经典记忆
腰封设计　毛木
责任出版　欧晓春
出版发行　四川科学技术出版社
地　　址　四川省成都市青羊区槐树街2号　邮政编码：610031
成品尺寸　156mm × 236mm
印　　张　14.75　字数 300千
印　　刷　成都市金雅迪彩色印刷有限公司
版　　次　2019年 12 月第 1 版
印　　次　2019年 12 月第 1 次印刷
定　　价　56.00元

ISBN 978-7-5364-9566-1

本书编委会（按姓氏笔画为序）

吕　军　山东大学齐鲁医院

闫　明　华中科技大学同济医学院附属同济医院

李　耘　复旦大学附属中山医院

吴　捷　北京医院

姜　洁　四川大学华西医院

夏良伟　中南大学湘雅二医院

高　琰　西安交通大学第一附属医院

序 一

2017年4月，中央全面深化改革领导小组审议通过的《关于建立现代医院管理制度的指导意见》明确要求，加强医院文化建设。2018年6月，中共中央办公厅印发的《关于加强公立医院党的建设工作的意见》同样强调，加强医院文化建设。

什么是医院文化？医院文化实质就是各种规章制度，以及在严格遵守各种规章制度过程中不知不觉养成的为人、为事、为学的态度。医院文化是集体人格，是一个单位表现于环境、制度中的集体价值观和信仰，是展示出来的“精、气、神”。设备可以买、大楼可以盖，但文化是买不来的、不易学、拆不开的核心竞争力！很多医院管理者在具体医院管理中都在强调医院文化，共识是党建和文化建设在医院事业发展中相辅相成、缺一不可。一是以党建引领文化建设。党建对文化建设的目标、内容、路径等方面提供重要指引，文化建设与思想政治工作、精神文明建设有机结合起来，落地社会主义核心价值体系教育。二是以文化建设促进党建。持续培育“敬佑生命、救死扶伤、甘于奉献、大爱无疆”的职业精神，将其融入组织建设和制度建设中，固化到各级岗位要求与行为规范中，渗透到以资源配置、绩效考核、价值认定等为核心要素的价值链体系中。三是发挥党建和文化建设合力。医院党组织是医院的掌舵者，不断加强和改进党建以保证医院行进在正确的航线上；文化建设如同划桨，提供动力源。

任何文化，都是前人对后代的馈赠，而最好的馈赠莫过于理想的预示。最感欣慰的是，一群来自北京医院、复旦大学附属中山医院、山东大学齐鲁医院、华中科技大学同济医学院附属同济医院、中南大学湘雅二医院、西安交通大学第一附属医院和四川大学华西医院志同道合的年轻人，他们各自事业有成，又彼此扶持；他们不忘初心，又敢于担当；他们敏锐捕捉行业困惑，以问题为导向，契合工作实际需要，聚焦医院文化建设，传递正能量。

该书以记录国内知名医院文化建设的实践历程为主，兼顾国外优秀医院文化介绍，是一部务实操作指南；也是各医院数代医务工作者承扬精神，凝聚力量的感情记载，是一本医学人文参考书；还是中国医疗卫生行业精神建设的浓缩精华，是一幅珍贵的历史卷轴。医学是以德为先的职业，当一个人的一种信仰上升为一个团队的集体认同，就变成一种文化；当这个团队的价值观传播到其他团队，就可以影响更多的人，特别是传递到一代代年轻人的身上。文化行走的真正力量，都会凝聚在以人民为中心，以健康为根本的路途上。

中国卫生思想政治工作促进会委属委管医院分会会长
四川大学华西临床医学院（华西医院）党委书记 张 伟

序 二

转眼，我已在医疗卫生行业从事管理工作12个年头，亦参访过很多国内外顶尖医院。每当问及医院的成功之道，我总会归结为医院文化。华西文化的浸润使我养成了实际工作中遇到的管理难题，以科研的态度去求解，持续优化，止于至善。

幸运的是，我遇到一群志同道合、惺惺相惜、守望相助的同事、朋友。正因如此，本书才非常珍贵地汇聚到国内东西南北中及国外知名医院的一手资料，原汁原味地作分享。相似的愿景让我们选择一致，特别是在国内，尽管每家医院在愿景描述的具体表达方式上有差异，但始终心系大众健康，将人民对美好生活的向往作为奋斗目标的初心是一致的。道相似，何其同？那是因为我们都把人民健康放在优先发展的战略地位，努力全方位全周期保障人民健康，奋力开创健康中国的新局面。相似的血脉让我们同气连根。尽管分布在祖国的大江南北，但同为委属委管医院，血脉相通，其百年文化互鉴共勉。我们共同聚焦国家关心、社会关注、行业困惑的一些问题，有魄力，更有勇气成为改革的探索者和先行者。我们彼此间竞争又协作，精彩的时候彼此欣赏和祝福，灰暗的时候相互扶持和温暖，有过错的时候做到厚道与宽容。相同的担当让我们携手前行。国外有一句谚语："If you want to go fast，go alone. If you want to go far，go together。"说的是只有大家齐心协力、结伴而行，才能走得更远、走得更久。委属委管医院从事医院文化建设的一线管理团队共同牵手，相信会让路更宽，让大家收获更多。

本书理论与实践相结合，清晰阐述医院文化是什么、为什么、做什么、怎么做，难能可贵的是融合众家之长，力求用形象生动的实例为医院管理者拓宽思路，提高医院管理的综合能力。

姜　洁

目 录

第一篇 理论篇

第一章　现代医院文化建设[①]

医院文化建设是现代医院管理中的重要课题。通常认为，医院文化的概念来源于西方组织理论，特别是企业文化的相关理论。医院文化建设的实践探索既是组织文化建设内涵与外延的拓展，也是医院管理者不断学习借鉴最新文化理论的过程。

第一节　医院文化理论基础

一、马克思主义文化理论

马克思认为，文化属于上层建筑的范围，是意识形态的具体形式。更宽泛意义则是指人类的劳动活动及其所创造出的文明成果。他站在历史和

---

① 姜洁，付玉联．医院文化建设［M］//李为民．现代医院管理——理论方法与实践．北京：人民卫生出版社，2019.

辩证的角度，对资本主义文化观进行了批判与扬弃。马克思主义传入中国以来，以毛泽东同志为代表的中国共产党人对马克思主义的文化观进行了继承和发扬。毛泽东同志以近代特别是新文化运动以来关于中国往何处去的争论和新民主主义革命斗争的实践为依据，提出了许多关于文化及文化建设的全新观点，形成了一套文化理论体系。他曾指出，文化是一定政治和经济的反映，给予伟大影响和作用于一定社会的政治和经济。可见毛泽东同志的新民主主义文化观是以马克思主义为基础的。他十分重视文化及文化建设在革命斗争、意识形态与社会建设中的重要作用，主张通过统一思想和认识来教育提升党员干部的水平，通过“双百方针”来繁荣文化事业，发展民族的、科学的、大众的文化。

改革开放初期，文化建设在经济社会快速发展的映衬下显得进展缓慢。为此，党的十七届六中全会站在历史和全局的战略高度对文化建设进行了部署。《中共中央关于深化文化体制改革　推动社会主义文化大发展大繁荣若干重大问题的决定》明确指出，文化是民族的血脉，是人民的精神家园。要从社会主义核心价值观建设、贯彻“二为”方向和“双百”方针、发展公益性文化事业和文化产业、体制机制改革等方面推进社会主义文化大发展大繁荣。党的十八大以来，文化建设在“五位一体”总体布局中占据重要地位，文化自信也上升到“四个自信”的范畴。从理论和历史进程不难看出，马克思主义文化理论对文化的民族性、特殊性、多样性等属性进行了科学的论述，并且显示出与时俱进的强大生命力，是新时期包括推进医院在内的社会文化建设的基本指导思想。

二、麦肯锡7S模型理论

麦肯锡7S模型（Mckinsey 7S Model）是西方组织理论中的经典理论分支之一。它是由美国麦肯锡管理咨询公司的学者基于组织发展的角度对包括IBM、德州仪器、惠普、杜邦等国际顶尖知名企业的深入调查分析而总结出来的。麦肯锡7S模型的核心内容是组织发展的重要影响因素，包括战略（Strategy）、结构（Structure）、制度（System）、员工（Staff）、风格（Style）、技能（Skill）和共同价值观（Shared Value）等7个方面。其中，战略（Strategy）、结构（Structure）、制度（System）被看作是企业的"硬件"；员工（Staff）、风格（Style）、技能（Skill）和共同价值观（Shared Value）是"软件"。7个因素相互关联，共同影响和推进了优秀企业的卓越成长。

麦肯锡7S模型中的"软件"实际上就是指企业文化的内容。其中，共同价值观（Shared Value）是最为关键和重要的因素，是在组织发展中逐渐形成，成员共同认可的价值判断或行为方式。如果从更宽泛的意义上讲，战略（Strategy）、结构（Structure）、制度（System）也属于大文化的范畴，对组织发展也至关重要，这三个因素对现代医院管理中的文化建设有很大启示。医院文化建设是与医疗卫生服务、日常管理等活动同步推进的过程，它需要在医者仁心、救死扶伤等价值观的基础上，关注医院中成员的精神旨趣、行为规范等，最终形成独具特色的文化体系，并与医院的物理环境融合以促进医院发展。

三、"能力-竞争优势"理论

"能力-竞争优势"理论是西方战略管理理论的重要组成部分。20世纪80年代，在西方战略管理中居于主导地位的是迈克尔·波特的产业结构理论，其核心是基于产业组织经济学的结构-行为-绩效（structure-conduct-performance，S-C-P）理论框架来研究企业的竞争优势问题。企业的市场绩效是所处的产业结构的函数，由于市场结构决定企业行为，由它再影响企业的市场绩效，因此企业行为可以被忽略，从而企业的市场绩效由产业结构直接决定。该理论认为，形成企业竞争力的核心要素在于所处的产业结构，这对于企业的经营成本、战略目标至关重要。在市场对该理论的过度滥用之后，不少企业在80年代末期出现了经营管理和发展上的困境。一种新的竞争优势理论应运而生，“能力–竞争优势”理论正是在这样的背景下出现和发展起来的。

与产业结构理论从企业外部环境寻找问题不同的是，“能力–竞争优势”理论转而从企业内部关注对竞争的影响。该理论认为，企业是由资源和能力组合而成的。这种内部能力是企业能够取得超额收益并且保持持续竞争优势的关键。因此，企业的真正核心竞争力就在于企业管理者将这些资源、技术整合成适应变化的机会的能力。进一步看，这些能力的习得和拥有与组织文化密不可分，甚至组织文化本身也是一种极其重要且不可复制的能力。从医院管理的角度而言，医院是典型的知识密集型服务组织，人是最重要的影响因素。以内部价值观为核心的组织文化对医院的发展远比外部环境或资源来得更为直接。因此，如果想要医院拥有持续的竞争优势，打造强大的医院文化是强有力的保证。

四、企业文化三层次结构和四层次结构理论

自泰勒提出科学管理以来，管理活动就追求效率和利益最大化，强调对管理对象——人进行严格约束与控制。霍桑实验后，传统管理理论受到严峻挑战。新诞生的人际关系理论认为员工的工作动机并非都是经济利益，人与人之间的关系、非正式组织等因素才是影响工作效率的第一因素。但在“二战”以后，面对科技迅猛发展和企业外部竞争加剧，对企业的战略规划和科学经营决策要求也随之提高，人际关系理论已经对此力不从心。因此，管理学开始进入到异常繁荣的“丛林”阶段，出现了以西蒙为代表的决策理论学派、以菲德勒为代表的权变理论、以卡斯特罗和罗森茨韦克为代表的系统管理学派等。20世纪80年代，美国的企业经营趋于停滞甚至衰落，而日本的企业却在同一时期迅速崛起。美国的企业管理理论酝酿着一场新的变革，美国的管理学者开始把目光投到日本，希望从中汲取经验。

美国的管理学者对日本企业进行了长期和深入的跟踪研究，推出了一

系列研究成果，其中最具代表性的当属“当今管理人士必读的四部经典著作”。一是《日本企业的管理艺术》，其核心观点是日本企业的成功在于将管理的科学性与艺术性有机结合；二是《Z理论——美国企业界怎样迎接日本的挑战》，提出文化是企业管理最重要的考量因素，而文化的核心指向是人与人之间的相互信任；三是《寻找优势——美国最佳公司的经验教训》，通过观察得出优秀企业的共性在于建立共同的价值观、以员工为本、以客户为导向等；四是《企业文化——企业生活中的礼仪》，认为文化是企业持续发展的核心驱动力，优秀的管理者应该善于区别和判断企业文化，并处理好文化的冲突与融合。综合而言，这些论述为企业文化理论的内涵与外延拓展奠定了基础。企业文化的三层次结构和四层次结构理论由此凝练和系统性地表达出来。

三层次结构是指企业文化涵盖物质文化、制度文化、精神文化，每个层次相互差别又紧密相连，相互渗透又融为一体。具体来看，物质文化主要指文化建设中的建筑、设备、物资、产品、物理设施、生产工具等“硬件”，它位于企业最外圈，是最低或最浅层次的驱动力，容易被竞争对手复制、模仿及超越。制度文化指在企业发展中长期形成的规章制度，其中既包括成文或硬性的制度规范，也涵盖不成文但约定俗成或共同遵守的习惯、行为方式等，它处于企业的中间层，是企业发展的重要驱动力，且可复制性较低。精神文化是企业在长期发展过程中不断积淀而成的，是广大员工共同的价值观或信仰。它处于企业最内层，是最核心的发展驱动力，可复制性最低。三层次结构以清晰的视角和逻辑对企业发展的驱动力与竞争优势进行了划分，极大拓展了管理学特别是企业管理的理论内涵，同时也为企业管理者提供了明确的发展和改进方向。

随着经济社会和科技的进一步发展，企业的内外环境又迎来新变化，市场竞争持续加剧。其中典型变化包括：“以人为本”在企业内部管理中的重要性逐渐凸显，基于顾客导向的差异化、个性化产品需求，对于知识的需求和投入增大，信息传递速度加快等。企业文化三层次结构理论在实践中开始遭遇困境。比如，物质文化、制度文化、精神文化三个层次难以有效衔接推进，精神文化建设缺乏具体可行的路径。因此，在批判、吸收三层次结构理论后，四层次结构理论出现。企业文化四层次结构理论将企业文化划分为物质文化、行为文化、制度文化和精神文化四个层次。物质文化、制度文化、精神文化基本与三层次结构的内涵一致，行为文化指企业中的员工在日常工作、管理、沟通、协作过程中形成的以行为模式或形态表现出来的一种企业文化，对象包括企业高级管理人员、一般管理人员、普通员工等。与其他层次不同的是，行为文化更多是一种动态的文化显现，是精神文化的具体表现。

随着人们对企业文化的认识不断加深，此后又出现了两层次说。有学者把企业文化分为精神层和符号层两个层次，符号层主要指企业文化最外在、直观的表现形式或视觉系统。它实际上是把三层次结构和四层次结构中的层次进行了整合，但并不是简单堆砌，而是科学凝练与提取。从上述理论来看，几种不同的企业文化理论实际上都是依据不同的标准对企业文化结构进行划分，这对于深刻认识和理解企业文化的内涵有着重要作用，同时也指导企业管理者在文化建设中进行科学规划与规范实施。20世纪90年代开始，我国企业文化建设迎来一轮高潮，不少大企业以文化建设推动解决了发展困境，助力经营管理。这也为医院管理提供相当多的可借鉴案例。

五、文化软实力理论

（一）约瑟夫·奈的软实力理论

20世纪90年代初，世界政治和国际关系格局发生了重大变化。东欧剧变、苏联解体，以美苏为首的两大阵营结束了长期的冷战对峙。美国政治学者约瑟夫·奈（Joseph Nye）认为，以军事力量为主要标志的传统权力在实现国家安全和政治目标中越来越难以奏效，国际社会融合与相互依赖加深，跨国集团数量的增加，民族主义的上升，政治问题的转变，均使权力发生变化。为此，他提出了一种新的权力观——软权力（Soft Power），也被译为软实力。与传统硬权力通过控制、命令达到目标所完全不同，软实力是一个国家通过吸引、影响等软性手段以实现自身意志、意图或意愿的能力。更进一步，他提出了软实力的三个来源：一是文化，二是政治价值观，三是外交政策。考虑到文化是一个较为宽泛的概念，不少学者也把政治价值观、外交政策中的价值成分归纳为文化的范畴，因此后来的学者多用文化软实力指代软实力的概念与内涵。

在约瑟夫·奈提出软实力概念初期，各国对其反应并不强烈，但却引发了学界的关注。软实力基于对20世纪90年代初国际关系的深刻反思，同时亦有着深刻的理论背景。当时关于权力的研究已经进入到新的阶段，特别是不少学者关注到了知识、科技等要素也是权力的基础性因素，传统的权力观显然已经不能解释国际政治中的博弈与战略，亟须对权力的来源、性质等问题做进一步阐释。我国学界对软实力最早进行关注与研究的当属王沪宁教授。他在《作为国家实力的文化：软权力》一文中对约瑟夫·奈的软实力观进行分析，并提出“文化不仅是一个国家政策的背景，而且是一种权力，或者一种实力，可以影响它国的行为”。他认为，政治系统与政治领导、民族士气和民族精神、国际形象、国家的对外战略、确定国际体制的能力、科学技术等可以构成国家实力的基础，影响软实力的主要因素是工业主义、科学主义、民主主义、民族主义。此后，软实力研究进一步拓展。

（二）我国的文化软实力

我国对文化软实力的研究在21世纪初进入繁荣时期。主要沿着两条线索进行：一是对约瑟夫·奈软实力理论的研究与批评。沈壮海认为，从价值取向与思维框架等方面来看，约瑟夫·奈的软实力理论本质上是冷战思维的产物，我国学者不应该“跟着说”，而是要探讨文化软实力的中国境遇和中国道路。二是从中国传统文化和马克思主义政治学中寻找文化软实力的理论基础。有学者认为我国文化软实力理论应在马克思主义中国化的基础下寻找出路，如社会主义核心价值观体系才是文化软实力的内核。事实上，这种对文化软实力的不同争论与观点非但没有削弱文化软实力的重要意义，也没有抹去文化软实力在国际关系中产生的实际影响，反倒是恰恰推动了我国文化软实力理论的发展成熟。一个重要标志是，“文化软实力”已成为党和国家重要战略在官方话语中频繁出现的词语。例如：“文化软实力”进入党的十七大报告等中央文件中。随后在文化战略推动下，人们对文化软实力的考量逐渐拓展到企事业单位中。企事业单位的文化软实力建设既可看作是国家文化软实力的重要组成部分，也是企事业单位核心竞争力的具体体现，是持续发展的驱动力。

六、社会学制度主义理论

新制度主义是20世纪80年代兴起的，是旨在解释制度及其在政治学中的地位与功能的新理论。新制度主义涵盖内容较广，但以豪尔和泰勒发表的《政治科学与三个新制度主义》为标志，一般被分为历史制度主义、理性选择制度主义和社会学制度主义三个流派。与其他两个流派不同的是，社会学制度主义认为制度不仅包含传统意义上的明文规定、规范、规则，还包括非正式的认知、信念、惯例、习俗，甚至道德，等等。该理论认为“经济人”假设不能完全解释行为动机，人的行为通常置于一定的制度语境下并受其驱动。更关键的是，社会学制度主义认为制度与文化并非“泾渭分明”而是相互融合，作为组织共有的价值观或共同偏好的文化，本质也是制度。也即是说，组织的各种制度实际上是文化的外化形式。这就打破了传统将制度置于组织基础领域，将文化视为组织上层的价值层面的观点。应该说，社会学制度主义不仅对“什么是制度”做出了新的诠释与回答，更拓展了文化的内涵与外延。事实上，社会学制度主义试图构建一个能充分合理解释组织行为的理论或制度框架，这个框架在某种程度上同组织学家所提出的组织文化是相近概念。对管理者的重要启示在于：应把文化看作是为个体行动或者组织行为提供模板的规范或象征，而不仅仅是与情感或意志相连的价值观。组织文化建设一方面要着眼于内部提炼，使其成为组织成员重要的行为规范与驱动；另一方面应在社会文化语境下推进，以提升组织整体的合法性与竞争力。

七、组织文化模型：文化建设的方法论

企业文化自提出以来得到了广泛响应和热烈追捧，但由于文化的特殊属性，在如何有效推进文化建设，特别是基于数据或具体证据而开展企业文化问题评估、诊断、策略或路径设计等问题上仍一筹莫展。这一情况直到瑞士洛桑国际管理学院丹尼尔·丹尼森教授创建组织文化模型才得到解决。他通过对上千家公司进行调查研究后发现，一般意义上的企业文化具有参与性、一致性、使命感、适应性四大特征，每一个特征包含三个子维度。具体而言，参与性涵盖授权、团队导向、能力发展；一致性涵盖核心价值观、配合、协调整合；使命感涵盖愿景、目标、战略导向；适应性涵盖组织学习、顾客至上、创造变革（见图1–1）。

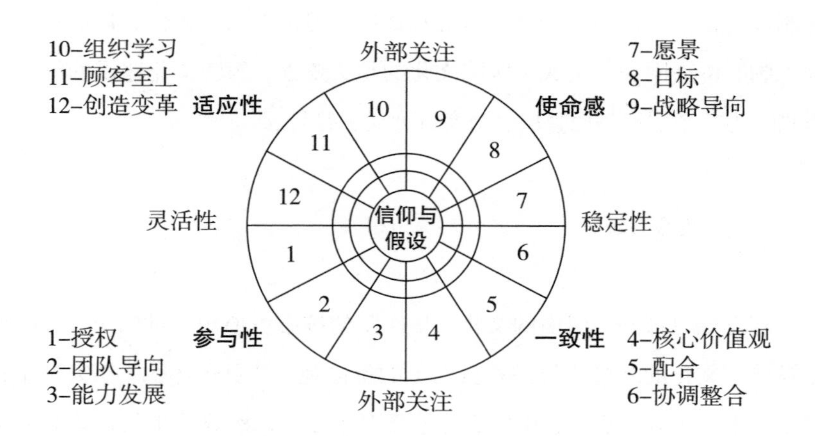

图1–1　组织文化模型

（资料来源：吴明涛，2010）

在组织文化模型中，位于左边的参与性和适应性注重变化与灵活性，右侧的使命感和一致性体现出企业在可预测、稳定及可持续发展方面的能力。模型上半部分的适应性和使命感强调企业对外部环境的适应能力及融合情况，下半部分的参与性和一致性强调内部系统、组织结构及流程的整合问题。因此，根据12项指标设计的调查能够全面反映员工、组织情况及其二者关系，并诊断出在企业发展战略下和特定目标下企业文化存在的缺陷与问题，进而开出文化建设的“良方”。

第二节　医院文化建设的内容

国内外关于文化的定义很多，迄今为止未形成统一共识。医院文化指医院在长期的实践中逐步形成的具有自身特色的基本理念、价值观念、道德规范、规章制度及行为方式的总和，涵盖了技术、服务、人才、管理、品牌等所有与医院发展相关的文化因素。因此，医院文化是理念形态、行为制度、物质形态的复合体。历史和地域、习俗与风土人情、价值观、代表人物、传播网络等构成了医院文化的相关要素。医院文化建设的内涵可以划分为三个层次：理念层、制度行为层和符号层。

一、理念层

理念层是“心”层面的文化，指医院的核心价值观、目标愿景、组织哲学等。文化的终极成果是积极向上的价值观。“君子怀德，小人怀土；君子怀刑，小人怀惠”，中国文化推崇君子之道。医疗卫生行业培养的医生应怀有利人、利他、利天下的大德。每个医院对文化核心要义的诠释不一样，历史发展脉络不一样，被赋予的内涵与外延也不一样。理念层重点回答“我是谁？”“我从哪里来？”“我要去哪里？”的核心命题。

二、制度行为层

制度行为层是“手”层面的文化，包括医院的制度、规范，以及约定俗成的习惯等。文化建设的实质就是以制度创新解决制约事业发展的诸多问题，将文化理念融入制度建设，并贯穿于医院各类业务活动与运营管理的每个过程与环节之中，固化到各级岗位要求与行为规范中，渗透到以资源配置、绩效考核、价值认定等为核心要素的价值链体系之中。

三、符号层

符号层是“脸”层面的文化，属于物质文化范畴，涵盖标识、院旗、院歌、环境、活动和传播网络等。以医院环境为例，有些医院的建筑风格是中西合璧的，有些是现代风格的，装修色调上冷暖色系也不一致。在标识设计上，每个医院标识都有自己的寓意和表征，以区别于其他医院。再比如，各家医院文化活动丰富多彩，但各有特色，百花齐放。符号层基本属于显性文化，看得见、摸得着、可辨识，不少医院容易把文化建设的内涵局限于符号层的内容。

第三节　医院文化的功能

随着科技创新和发展，不同医院特别是大型医院之间在医疗技术水平、医疗服务环境与基础设施等方面的硬实力日益接近甚至趋同，传统的竞争愈发深刻地体现在以文化为核心的软实力上。越来越多的实践和证据表明，文化是高水平医院的必要条件，是可持续发展的根本保证。

一、导向功能

医院文化是在长期发展过程中逐渐形成的群体心理、行为规范或共同价值观，直接反映医院中个体的行为方式及整个团队的价值取向。医院文化一旦形成，就会对医院及其个体产生引导和导向作用。对医院而言，医院文化最核心和关键的因素是共同价值观，它由成员个体价值观经过相互抵触、冲突、融合而形成，最终得到成员广泛认同。其导向功能体现在，一是医院文化直接影响发展战略、意图、目标的制定，推动医院朝着既定方向与目标发展。二是对发展路径的纠偏、调适与确定。医院发展受到一系列内外环境影响，管理者可能会因为对环境变化的感知先后、深浅等因素做出与长远目标不一致或短期错误的决策。此时，医院文化的适应性和使命感两大特征则对偏差和错误进行修正，从而实现与环境的融合。对个体而言，医院文化在体现救死扶伤、患者至上等普适价值的基础上，更承载着自身特有的精神与理念，对个体思想和行为都产生影响。第一，作为最深层次的核心价值观，塑造医院个体的精神、思想与认知。比如新加入的员工能够很快从环境氛围、管理风格、团队相处模式等方面感到文化的感召力，其精神状态、职业或人生追求、道德标准等都将发生潜在变化。第二，对与医院文化不一致甚至相冲突的亚文化或个体文化产生协调与整合作用，使二者相互渗透、融为一体。

二、约束功能

医院文化的约束功能主要体现在两个方面：一是刚性约束，也称“硬”约束。三层次结构理论提出的制度文化包含了医院在发展中逐步形成的规章制度，这些成文或硬性的制度规范是个体在医疗、教学、科研、管理等行为中必须遵守的标准和具体要求，且违背后必然受到惩罚。二是软性约束，也称“软”约束。除了成文的制度规范，医院制度文化中不成文但约定俗成或广泛认同与遵守的习惯、行为方式也能够对个体行为进行约束。即医院文化能够对其全体成员的行为形成一种无形的群体压力，如舆论压力、理智压力和感情压力等。此外，医院文化所形成的环境和氛围还能够促进员工进行自我教育、自我改造、自我管理、自我提升，让每一个人都能够成为医院文化的体现者和践行者。

三、激励功能

医院文化的激励指对文化行为主体所产生的激发、鼓励和推动作用。美国心理学家马斯洛指出，人类的需求包括五个层次，由低至高分别是生理需求、安全需求、社交需求、尊重需求和自我实现的需求。只有当低一级的需求得到满足时，高一级的需求才能成为激励的动力和对象。而文化的激励作用主要体现在社交、尊重和自我实现三个层次的需求上。其运作和实现机理为医院文化的参与性体现，涵盖了员工参与、团队导向、员工发展。其中，员工参与的核心是管理权力下放与员工自主性的强化；团队导向的核心是奖惩机制、团队建设和组织氛围，二者直接满足医院员工的社交需求、尊重需求。员工发展指医院文化为员工自我成长、自我管理、自我进步提供的客观条件、外在环境与氛围等，从而满足员工的自我实现需求，全方位激发员工的工作动机。

四、凝聚功能

医院文化的凝聚功能可从两个方面理解：一是作为共同价值观的文化是医院凝聚的思想基础和心理依据。医院文化实际上是全体成员为实现自我发展而创造出的物质与精神成果，医院是形成这些成果的物理场所或空间。换言之，医院文化总是与不同的个人特别是不同医院相联系，且具有差异。而这种差异具有稳定性和传承性的特点，使其他文化难以渗透和复制，进而构成了医院凝聚力的思想基础和共同心理依据。如北京协和医院在长期的办院办学实践中形成了“求精”文化，四川大学华西医院形成了“平民情感”文化，均是各自不同的文化名片与标签，并促使医院中的个体向其要求看齐，这就是产生凝聚力和向心力的过程。二是医院文化所包含的整合、协调、团队协作等是凝聚力的重要来源。医院由临床医技科室、实验室、职能部门等单位组成，不同组织有不同的亚文化差异，医院文化则在整体上与宏观层面上对这些亚文化进行整合，特别是对冲突进行调和，使之一致且得到广泛认同。

五、保障功能

医院文化是软实力，也是生产力，有利于保障医院改革发展。一是方向保障。医院发展需要深刻把握环境变化，并制定战略与目标。在此过程中，医院高中层管理者以及一线员工对长期、中期和短期的目标可能形成认知差异，进而产生发展路径选择差异或矛盾。此时，如何选择正确的发展路径至关重要。这需要充分发挥文化对发展方向的保障作用，如根据医院的文化内涵审视道路是否与之相违背或从优秀医院文化中汲取对改革决策有帮助的证据与支撑。二是思想保障。思想是行动的先导，是一切实践活动的灵魂。对医院而言，无论是医疗服务还是管理活动，都需要正确的思想引导的。而文化的核心正是思想，文化的思想保障作用就是通过思想引领来实现的。如从宏观和外部来看，医院文化可以提供清晰的愿景与目标，统一全体员工的思想认识。而从微观和内部来看，医院文化可以为组织变革、团队治理、沟通协调等具体实践活动提供理论指导与启示。

第四节　医院文化建设的前沿与热点

一、组织结构理论视角下的企业文化类型

20世纪六七十年代，随着日本企业的崛起，企业文化作为核心资源和竞争优势得到越来越多的重视。此后，以美国管理学者出版的《日本企业的管理艺术》等四本名著为标志，国际上掀起了企业文化研究的热潮。90年代，企业文化的研究重点逐渐从定性转向定量，特别是对企业文化的调查研究、评价分析增多，包括测量表、丹尼森组织文化模型等。其中，美国学者主张分析企业文化与组织绩效二者关系，提出竞争价值观框架（CVF）中的四个象限代表着四种不同类型的组织文化，分别是团队型文化、灵活型文化、层级型文化和市场型文化（见图1–2）。其中横轴左边和右边分别代表内部与外部，纵轴上方和下方分别代表适应性与稳定性。在此基础上，他们构建了组织文化评价量表（OCAI），从主导特征、领导风格、管理风格、组织凝聚力来源、战略重点和成功准则等6个维度评价企业文化。对于某一特定组织来说，它在某一时点上的组织文化往往是四种类型文化的混合体。通过OCAI测量后，每种类型的文化会汇总成一个得分，可以直观地用四边形剖面图来表示。

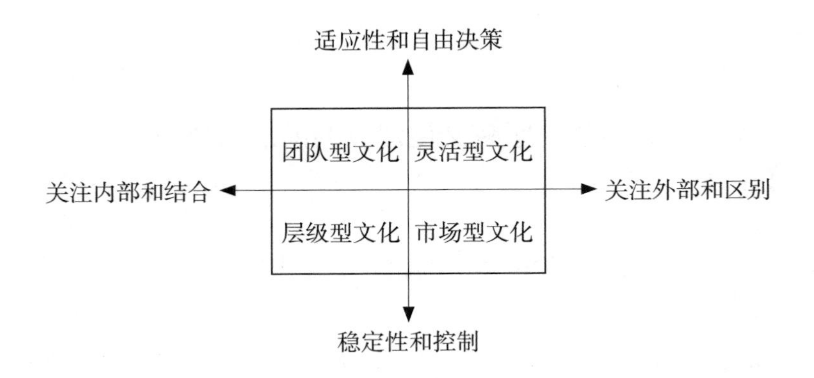

图1–2 组织文化类型图
（资料来源：Quinn and Rohrbaugh，1983）

（一）团队型文化

在团队型文化中，组织内部凝聚力较强，像一个充满亲情和友爱的大家庭，员工对组织具有高度的忠诚、依赖、认同。员工的自我发展目标与组织目标一致性较强，他们共同关注未来或长期目标的实现。团队型文化重视组织中的个体，常通过授权、创造条件等让每个成员平等参与公共事物的治理和组织决策。对于外部环境的变化，也能够及时感知与捕捉。

（二）灵活型文化

灵活型文化一般存在于创业型企业或建立在个人领导魅力较强的组织中。其最大特点就是整个组织是一个充满活力，富有创造性、挑战性的整体。在这种文化下，企业的高层领导和管理者往往具有强大的领导能力和人格魅力，敢于冒险和创新，并且受到广大员工的拥护与追随。企业鼓励员工积极发现市场机会与环境变化，支持他们不断创新、自我管理和自我提升。

（三）层级型文化

层级型文化一般存在于政府部门、国有企业等组织中，其最大特点是具备清晰的组织架构、明确的行政层级以及完善的规章制度，类似于马克思·韦伯的科层制组织结构。在这样的组织文化中，无论是组织决策还是员工行为都按照明确的规范或标准进行，组织发展及其与员工关系呈现出稳定、持续的状态。

（四）市场型文化

市场型文化的最大特点是以绩效或结果为导向。从整体上看，组织关注外部竞争与市场机遇，以扩大产品的市场占有率和获取巨大利润为目的。从组织内部管理来看，员工之间的竞争性较强。

二、组织文化变革

组织文化类型并非一成不变，它与组织发展过程及阶段息息相关。Quinn等学者在基于竞争价值观框架提出四种组织文化类型后，进一步指出这种文化类型与企业发展的生命周期具有一致性。在组织创业和发展初期一般以灵活型文化为主；在进一步发展或整合阶段，以团队型文化为主；当组织进入到成熟阶段或稳定期时，层级型和市场型文化居多。也就是说，按照其"生命周期—效能标准模型"（life cycles-criteria of effectiveness model），组织文化类型变革的一般路径为活力型至团队型，最后至层级型与市场型。

此外，Boisot等学者亦提出了中西文化变革模型。该模型依据信息编码和传播两个维度划分了4种宏观层面的文化类型，即官僚型、市场型、宗族型和封建型（见图1-3）。封建型表示信息高度集中，进而意味着权力集中和严格的层级；官僚型虽然信息传播较为集中，但却高度编码。二者的区别在于，官僚型的秩序依靠非人格化的正式制度维系，而封建型的秩序依靠统治者高度人格化的权威维系，这也是有别于以往层级型文化类型对于具体差异的笼统合并。Boisot等进一步指出，西方社会的文化变革路径为封建型（中世纪）到官僚型（资本主义发展早期），再通过分权走向市场型（资本主义成熟期）。考虑到社会制度及环境巨大差异，近代中国的文化变革路径并未由封建型走向官僚型，而是走向关系和裙带占据主导的宗族型（即网络资本主义）。

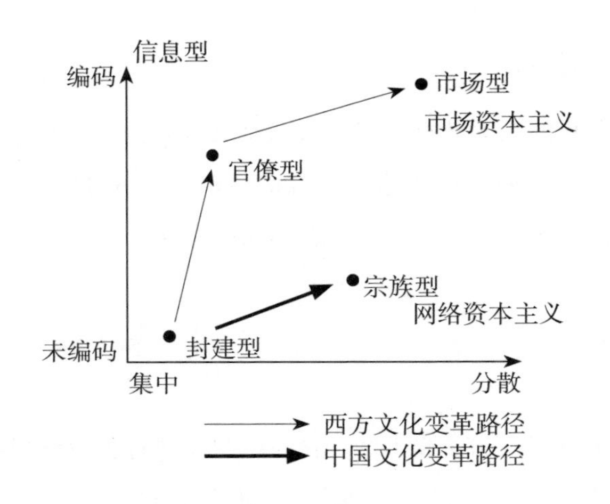

图1-3 中西文化变革模型图

（资料来源：于天远、吴能全，2012：131）

三、团队治理——隐匿型文化

（一）文化建设与团队治理的关系

传统文化建设理论与实践均关注组织的内外环境变化，以及由此给组织发展带来的影响。文化建设的目标是提高组织绩效，其核心路径在于提高个人与组织适配度、员工对组织的认同感。但在新的科技革命推动下，传统文化建设的思路和路径受到了极大限制。众所周知，人才是21世纪最重要的资源，人才的竞争力是组织最核心的竞争力。如果一个组织能够集聚一大群高素质人才，并且能够通过高效的管理最大限度发挥其作用与价值，组织就能健康发展乃至长盛不衰。反之，如果缺乏人才支撑，组织发展会变得举步维艰。但传统文化建设由于缺乏对人才特别是优秀人才的强烈关注与深刻回应，从而导致文化建设对提升组织竞争力和绩效方面的作用逐渐变小。为此，文化建设领域出现一个新课题——团队治理。团队治理主张借鉴管理学领域最前沿的治理理念与策略，对组织中的个人、团队进行控制、引导与激励管理，以期最大限度提升团队绩效。也正因为如此，团队治理也被视作隐匿型文化建设。

（二）从管理走向治理

了解何谓治理是认识和理解团队治理的前提。进入21世纪以来，治理是管理学特别是公共管理最“时髦”的词语。“治理”一词源自西方，其最初含义类似于“统治”。它产生的背景在20世纪80年代，美国经济进入滞涨，政府对经济发展干预不力，民众生活水平急剧下降。与此同时，政府本身庞大的财政支出和赤字、公共服务低效率、贪污腐败等问题突出，由此加剧民众对政府的批评，民众对政府的信任度下降。此后，在新公共管理运动（New Public Management，NPM）的助推下，政府和市场的界限逐渐模糊，以分权、多元参与为主要内容的统治模式——治理逐渐兴起。但治理与统治和管理有着根本上的差异。有学者认为，统治、管理与治理是人类社会发展至今，权力管控的主要模式。封建统治依靠强制性力量使得人们屈服于绝对的权威，君主、国王或教皇等是唯一的权力主体。管理是与现代社会化大生产相适应的，是特定主体以特定目标为导向开展计划、组织、协调、控制等。治理则并不依赖于传统的以政府或公共部门为核心的权力主体，它主张包括政府、市场、非政府组织、民众等主体共同参与社会公共事务的处理。

（三）团队治理的路径

团队治理的内涵较广，至少包括以下几个方面：

1. 从管制到服务的理念

组织的团队管理活动以规范个人行为，发挥员工能力和作用，帮助提升组织绩效和发展水平为目的。其理念既包括刚性的管制，也蕴含以人为本的服务。但在团队治理中，服务的理念居于首要和主导地位，得益于对人力资源和人才的重视，组织管理者把以人为本的服务理念置于决策全过程之首。在服务理念指导下，团队治理包含一套对员工问题的回应机制与责任追究机制。

2. 从一元到多元的主体

管理主体是权力行使的基本载体，传统组织管理的主体仅限于决策层和管理者，他们是唯一的权力运行单元。一元主体治理的好处在于决策的高效率，但弊端在于权力的过于集中可能导致个人色彩强烈和独断专权，特别是如果管理者对于日益变化的外部环境感知不强，容易产生决策失误和管理低效。多元主体治理通过对权力与职责的重新划分，给予员工参与组织公共事务与决策的机会与权力，形成自上而下与自下而上相结合的多元共治格局。由于组织发展所面临的环境变化极其迅速，通过广泛性参与可以充分发挥员工对环境变化的感知，适时调整发展目标与战略；同时，也能通过员工参与强化其对组织的认同感。

3. 从集中到分散的权力

组织的发展以权力的有效运行为前提。一元主体意味着权力高度集中，权力结构较为单一，权力运行以自上而下为主。多元主体治理的本质是将集中的权力进行分散，划归于组织中的普通员工。比如，决策前与员工进行商议，充分听取、接纳员工的意见与建议，或通过成立员工自治型组织或协会进行员工自我管理。

参考文献

［1］毛泽东.毛泽东选集（第2卷）［M］.北京：人民出版社，1991.

［2］陈耀. 竞争优势：产业结构理论与企业能力理论的不同分析［J］. 学术月刊，2002，（12）：26–31.

［3］李怡靖. 企业能力理论综述［J］. 云南财贸学院学报，2003，（05）：36–40.

［4］陈小先. 西方管理学理论的流变、现状与发展趋势［J］. 发展研究，2010，（05）：104–106.

［5］姜瑛. 企业文化四层次结构的演进关系研究［D］. 首都经济贸易大学. 2012，9.

［6］邓兆明. 企业文化的层次结构及其特点［J］. 开发研究，1995，（03）：39–40.

［7］李继先. 企业文化结构层次新论［J］. 中州学刊，2010，（06）：44–47.

［8］王沪宁. 作为国家实力的文化：软权力［J］. 复旦学报（社会科学版），1993，（03）：91–96+75.

［9］胡键. 文化软实力研究：中国的视角［J］. 社会科学，2011，（05）：4–13.

［10］沈壮海. 文化软实力的中国话语、中国境遇与中国道路［J］. 马克思主义研究，2009，（11）：120–127+138+160.

［11］卓越，张珉. 新制度经济学与政治学新制度主义的三个流派［J］. 教学与研究，2007，（11）：80–87.

［12］吴晓文. 政治学视野中的社会学制度主义学派：一个文献综述［J］. 四川师范大学学报（社会科学版），2008，（03）：23–26.

［13］以文化“软数据”改善发展“硬指标” 北京移动客服中心建立基于丹尼森组织文化模型的企业文化评估体系［J］. 通信企业管理，2015，（02）：28–32.

［14］杨国斌，夏合金. 现代医院文化的功能［J］. 解放军医院管理杂志，2000，（01）：17–18.

［15］高朝辉，许苹，连斌，等. 如何构建优秀医院文化［J］. 中国卫生质量

管理，2004，（02）：44–45.
[16] 张勉，李海，魏钧. 企业文化和企业绩效的关系研究——一致性和均衡性的观点 [J]. 科学学与科学技术管理，2007，（08）：140–148.
[17] 于天远，吴能全. 组织文化变革路径与政商关系——基于珠三角民营高科技企业的多案例研究 [J]. 管理世界，2012，（08）：129–146+188.

（姜 洁 付玉联）

第二篇 实践篇

第二章　北京医院文化建设实例

北京医院是一所以干部医疗保健为中心、老年医学研究为重点，向社会全面开放的医、教、研、防全面发展的现代化综合性医院，是直属国家卫生健康委员会的三级甲等医院，是中央重要的干部保健基地。北京医院一直在党中央、国务院的亲切关怀下茁壮成长。1950年，毛泽东主席为医院亲笔题写院名；周恩来总理曾殷殷嘱托“一定要办好北京医院”；1992年，江泽民总书记、李鹏总理分别为医院题词“优质服务、精益求精”和“前进中的北京医院”；2004年春节，胡锦涛总书记亲临医疗一线，慰问值班的医护人员；2005年，“庆祝北京医院建院100周年大会”在人民大会堂隆重举行，党和国家领导人出席大会并讲话。

党和国家几代领导人的亲切关怀与鞭策鼓舞着北京医院一代又一代医护人员。岁月悠悠，苍河长流。北京医院医务人员始终牢记使命，以实际行动践行“忠诚保健事业　心系人民健康”的院训。“以患者为中心　提供优质高效的医疗服务”是北京医院医务人员亘古不变的追求。

第一节 基本认识

一、红色文化是北京医院安身立命之本

伴随着党和人民政权的发展与壮大，北京医院的前辈们从江西瑞金走到陕北延安、河北西柏坡，直至1949年进入北京。无论是我们的前身江西瑞金红色医院、延安中央医院、西柏坡朱豪医院，或自中华人民共和国成立起就肩负中央干部保健事业的北京医院，代代先贤对党绝对忠诚，鞠躬尽瘁、殚精竭虑，不负中央重托，凝练出北京医院特有的红色文化，而观其基石，“忠诚”二字赫然其上，虽历经沧海，却从未动摇。

二、与时俱进是北京医院文化的优秀品格

从中华人民共和国成立至1964年，北京医院先后作为直属军委卫生部和直属国家卫生部的干部保健医院，时刻牢记“为红色政权保驾护航”的神圣使命，为保障和促进党和国家第一代领导人的健康默默奉献。1964年，遵照毛泽东主席指示，北京医院对社会开放，将优质医疗资源服务于更为广大的人民群众，同时得益于经验积累和技术精进，医院更好地推动了干部保健事业的质量进步和提升了干部保健事业的水平，进而发展成为今天“北楼为重点、南楼为基础、南北共进”的建设格局。2005年，建院100周年之际，梳理长期实践与奋斗过程，医院凝练出院训“忠诚保健事业 心系人民健康”。

三、兼济天下是北京医院的文化传承

党的十八大以来，北京医院站在人类历史和民族伟大复兴的历史坐标面前，凭借以兼济天下苍生为己任的蹈厉之志和博大情怀，以及在长期的临床工作实践中形成的以老年系统疾病的诊治和研究为独特优势的强大学科体系和一流的专家团队积极置身于健康中国战略体系中的核心竞争力，相继获批成为"国家老年医学中心"和"国家老年疾病临床医学研究中心"，同时形成了以11个国家临床重点专科建设项目为代表的学科群，构建了对"老年医学"的业务支持体系。

进入新时代，文化引领风尚，为回应时代发展要求，医院形成了"忠诚、奉献、严谨、协作"的保健文化与"竞争、创新、民主、宽容"的学术文化相融合的文化格局。"京医论坛""京医志愿者""微观京医"已初现品牌效应，越来越多的"京医专家"走上了荧屏、网站及纸媒，"做得好也要说得好"正成为新的风尚。"诺贝尔获奖者论坛""台湾医改论坛""商业保险论坛""德国支付制度改革论坛""首届全国电子病历应用与管理论坛"则为我们开阔了视野、带来了新的思想和理念。尤为重要的是，"风清气正、敢于担当"的干部文化深入到了"为医教研保一线服务"和"向奋斗者致敬"之中，行政后勤系统高效率运行更为显著。新组建的职代会常设委员会肩负着"通则不痛"的使命，架起了多维度、多方向沟通的桥梁。北京医院将以更大的责任感和使命感，发挥好医疗和科研"国家队"的作用，积极应对人口老龄化，为人民群众提供更加优质的卫生和健康服务。

第二节 核心要义

一、碧血丹心

不同于国内诸多“百年老店”，北京医院的建设发展有着自身独特的红色烙印。北京医院的前辈们与中国共产党发展壮大的伟大历程紧密相连：1931年，中国第一个红色政权——中华苏维埃共和国临时中央政府所在地江西瑞金，诞生了我党第一所自己的革命医院——中央红色医院。其后，1938—1939年，在革命圣地延安，先后成立了白求恩国际和平医院和延安中央医院。北京医院的前辈们紧跟党的领导，一步一步从革命战火中走来，忠诚于党的医疗卫生事业，在第二次国内战争和抗日战争中救治了大量的伤员，进而形成了“一切为了伤病员”的光荣传统并流传至今。1948年，北京医院的前辈们跟随党中央战略部署从延安挺进西柏坡，在河北平山县建立了朱豪医院，在解放战争中继续为党和人民军队做好医疗卫生服务与保障。历史的车轮来到1949年，前辈们从西柏坡进京，接管了1905年德国人利用庚子赔款修建、抗战胜利后国民政府接收并改名为“市立北平医院”的“德国医院”，组建起了今天的北京医院，并正式更名为北京医院。1950年2月，毛泽东主席亲笔手书“北京医院”四个大字，成为北京医院永久的标记，这既体现了党和国家领导人对北京医院的关怀与厚爱，同时也意味着北京医院人肩负的新的使命和责任。

二、抱朴守真

北京医院在长期的医疗实践工作中凝练出“忠诚保健事业 心系人民

健康”的院训，形成了“忠诚、奉献、严谨、协作”的保健文化。北京医院在老年病的医疗、护理、康复、保健方面成绩显著并已形成了自己的特色。心血管内科、呼吸与危重症医学科、神经内科、泌尿外科、中医科、老年医学科、医学影像科、药学部、卫生部临床检验中心、卫生部北京老年医学研究所（重点实验室）、临床护理为国家临床重点专科建设项目。在以老年病为重点的相关疾病的诊治如糖尿病、帕金森综合征、冠心病的内外科治疗、脑血管疾病的介入治疗、老年痴呆、前列腺疾病、骨关节病、肺部感染、重症肌无力等方面处于国内领先水平。近年来，医院成功地进行70岁以上高龄患者手术4 600余例，其中，患者最高手术年龄为104岁，冠心病介入治疗最高年龄为91岁。医院在高龄患者的疾病诊断和治疗方面积累了丰富的经验。

医院拥有一批老一辈著名学术专家和保健专家：普通外科专家吴蔚然教授（名誉院长），首届国医大师李辅仁教授，心血管专家高润霖院士（名誉院长），神经内科专家蒋景文教授、许贤豪教授，口腔医学专家栾文民教授，骨科专家黄公怡教授，放射学专家李果珍教授，核医学专家屈婉莹教授，心胸外科专家吴良洪教授等。此外还拥有一批中青年学术带头人和技术骨干，在医院的学科建设中发挥着重要作用。

北京医院在护理工作方面一直处于国内同行业的领先地位，这里走出了林菊英、曾熙媛两位南丁格尔奖章获得者，并积淀出了深厚的“仁爱为本、慎独为魂”的护理理念。在医院不断建设发展的各个历史时期，护理工作始终在医疗活动中起到重要作用。“文化大革命”以前，医院的保健护理工作已形成了耐心、细致、周到、热情的优良传统和作风，得到了各级领导的好评。医院对社会开放扩大规模以后，为培养符合医院要求的后备护理人才，于1970年成立了北京医院护校，护校培养的各届毕业生成了医院护理工作的中流砥柱。1981年，经卫生部批准，医院恢复护理部，林菊英、曾熙媛、蔡中艳、孙红先后担任护理部主任，谱写了护理工作的新篇章。2008年起，作为优质护理服务重点联系单位，医院护理部响应卫生部号召，在全院所有病房开展优质护理服务。同时，护理部在科研方面也加大了管理和培训力度，2011年医院临床护理专业被确定为首批国家临床重点专科，在整体护理、加强队伍建设、提升服务能力、丰富服务内涵、实施科学管理、帮扶基层医院等方面采取了一系列行之有效的措施，提升了专科水平和竞争力。目前，北京医院拥有中华护理学会（血液净化、ICU、手术室、肿瘤、PICC、急诊）、北京护理学会（血液净化、静脉治疗、ICU、手术室、急诊、造口、老年）13个专科护士培训基地和多家机构认证的造口治疗师学校实践基地，每年为国家培养近300名专科护士。

多年来，医院以优质的医疗水平与服务，成了全国首屈一指的以治疗老年病为主的综合医院。全院每个科室都以老年常见病、多发病的诊治为重点，建设起优良的老年病治疗与研究团队。

三、笃志力行

在“团结　严谨　求实　创新”的医院作风和“以人为本　优质高效”的医院管理理念的激励和鞭策下，北京医院的建设发展不断迈上新台阶，取得一个又一个新的更大成绩。2015年3月，国家卫生计生委①正式批复同意在北京医院设置国家老年医学中心。国家老年医学中心的成立，将使老年医学领域的科学研究、临床医疗、康复护理与公共卫生政策、健康管理融为一体。国家老年医学中心的建设发展坚持高点定位和国际视野，积极开展我国老年相关疾病疑难危重症的诊断与治疗，示范、推广适宜有效的高水平诊疗技术；开展高层次老年医学人才教学培养，培养临床技术

① 国家卫生计生委：全名为中华人民共和国国家卫生和计划生育委员会。2013 年 3 月，卫生部（全称中华人民共和国卫生部）的职责与人口计生委的计划生育管理和服务职责整合，组建国家卫生计生委。2018 年 3 月，根据第十三届全国人民代表大会第一次会议批准的国务院机构改革方案，将国家卫生和计划生育委员会的职责整合，组建中华人民共和国国家卫生健康委员会（卫健委）；将国家卫生和计划生育委员会的新型农村合作医疗整合，组建中华人民共和国国家医疗保障局；不再保留卫生计生委。

骨干和学科带头人；承担全国老年医学临床转化研究，针对对老年健康有重大影响的疾病组织开展相关科学研究，及时将国内外临床科研成果转化为临床应用并进行有效推广等。国家老年医学中心未来将是融医疗、护理、科研、教学、预防、管理及政策制定“七位一体”功能的重大疾病防治和健康管理的核心机构。

2016年7月，北京医院获批成为国家老年疾病临床医学研究中心，这是继2015年国家老年医学中心成功落户北京医院之后的又一支临床研究领域的国家队。

国家老年疾病临床医学研究中心的建设，采用“三级平台网络”构架，以北京医院为中心单位，与62家单位形成协同研究网络，其中包括21家协同创新核心单位和41家协同创新合作单位，覆盖全国范围内老年医学的优势专科，从而形成覆盖面广、临床资源丰富、管理规范、稳定可靠的临床研究网络。

国家老年医学中心和国家老年疾病临床医学研究中心都将以北京医院为依托，在国家卫生健康委员会和科技部的指导下，以老年医学为研究特色，以实现健康老龄化和老年人群的健康需求为导向，有针对性地解决老年疾病与功能维护问题，统筹我国老年学科的临床资源，与老年病学领域具有显著学术和技术优势的大型医院形成广泛合作，共同推进我国老龄健康建设工程，为积极应对人口老龄化提供有益支撑。

此外，医院还承担了多项临床教学工作。如自2009年起，承担北京大学医学部临床医学八年制的全程临床教学工作，并于2015年正式成为北京协和医学院教学医院。截至2014年，医院共17个专业基地通过国家级住院医师规范化培训基地评审，成为全国第一批全科医师规范化培养基地项目建设单位。2011年投入使用的临床技能模拟培训中心，在教学工作中发挥了重要作用。

截至2014年，医院积极开展国际交流与合作，已经与十几个国家和地区的医学院校与医疗机构建立了友好合作关系，为医院的人才培养和学科发展发挥了十分重要的作用。

在科研工作中，医院逐步形成北京医院科研特色与优势，近20年来共承担课题760项，获批科研经费6.9亿元。近10年来共获得院外科研成果41项，获批成立北京市新发突发传染病领域临床医学研究中心、国家卫生计生委老年医学重点实验室、北京市药物临床风险与个体化应用评价北京市重点实验室、北京市临床检验工程技术研究中心。呼吸与肺循环疾病防治研究创新团队成功入选国家科技部首批“重点领域创新团队”。

近年来，医院数百次向对口支援单位派遣专家执行会诊、手术及常规支援任务，免费接收基层医务人员来院进修或访问，无偿捐助数百万元的诊疗家具、设备及药品，惠及新疆维吾尔自治区、宁夏回族自治区、青海、湖北、甘肃、江西等地。同时，还推出医联体项目，与北京六家医院实行双向转诊，为患者便利就医打通了通道。

医院现主办医学专业期刊5种，其中《中华老年医学杂志》《中国神经免疫学和神经病学杂志》《中国临床保健杂志》《中国心血管杂志》为国家统计源期刊。

北京医院十分重视党的建设和发挥共产党员的先锋模范作用，有力地保障了各项业务的完成。历经两代党务工作者的统筹谋划和坚守耕耘，2015年实现了“全国文明单位”“全国五一劳动奖状”和“全国五四红旗团委”三项荣誉的“大满贯”，在精神文明建设上跻身“国家队”行列。

四、深猷远计

2016年，是北京医院建设发展中不平凡的一年，也是学术文化在北京医院这片沃土蓬勃发展的起点。这一年，医院领导班子以加强医院建设发展顶层设计的政治责任和集体智慧，创新提出了“七大工程建设”，并纳入医院“十三五”发展规划，具有战略性、前瞻性和现实重要性。凝聚医院发展共识，是新的历史时期全体北京医院人共同努力的方向、内容和奋斗目标。欢欣鼓舞的心情伴随着一股昂扬向上的力量回荡在这所百年老院。这一年，北京医院“十三五”规划的蓝图已经展现。未来五年，医院将坚定信心，谋划发展，结合实际，做好“老年全科医学防病工程、医疗安全与创新工程、科技创新工程、信息化工程、绩效评价工程、学术文化建设工程、人才队伍建设工程”等七个方面的工作。

老年全科医学防病工程：要在全院形成重视全科医学的共识，实现干部保健工作理念的转变，即从“保健大夫”到“全科医学专家”的转变；将保健工作的战线和重心前移，不断提高诊疗能力和增强预防意识。

医疗安全与创新工程：要把医疗安全与创新工程贯穿于医院的各个管理服务环节，把握学科前沿，抢占医学科技创新制高点，推动现有医疗技术的突破，实现科研成果的转化，形成医院经济新的增长点。

科技创新工程：要努力成为科技发展的国家队，科技创新是医院生存的灵魂，是医院发展的不竭动力，医院将结合国家卫生计生委和中央保健委员会“十三五”发展规划，重点开展和推进国家老年医学中心的建设工作，打造科研、医疗和养老“三位一体”的工作格局，建设成为国家老年医疗养老示范基地。

信息化工程：要努力成为现代管理的示范者，使医院信息化成为医院整体工作开展必不可少的技术环境和各部门提高工作效率的必要保障，消除信息孤岛，推动信息互联互通，实现信息共享，满足大数据时代发展的需要和医院实际工作的迫切需要。

绩效评价工程：要建立科学、公平、有效的绩效评价机制，选择适合的绩效评价方案，不断提高自身竞争力，充分调动职工的工作积极性，有力改善医院各项医疗指标。

学术文化建设工程：要继续锻造服务品质的金招牌，将“忠诚、奉献、严谨、协作”的优秀保健文化继续传承和发扬，在此基础上，大力发展“竞争、创新、民主、宽容”的学术文化，使之成为医院的核心价值观。

人才队伍建设工程：要努力成为高端人才的孵化器，在全院职工中树立“大”人才观，在实际工作中尊重人才、爱护人才、发现人才、使用人才，培养造就临床科学家队伍和知名专家队伍。

“七大工程”的蓝图描绘，是一份沉甸甸的责任，这种责任源于对党和人民事业的忠诚，源于对医院发展重任的担当，源于以民为本的情怀。“十三五”时期是医院科学发展的关键时期，一定要在分析形势、科学谋划中把握机遇；在推动发展、服务人民中汲取力量；在立足岗位、真抓实干中强化责任，老老实实、勤勤恳恳、兢兢业业、扎扎实实地做好自己的工作，履行好自己的职责。“七大工程”的蓝图描绘，是医院建设发展的重大决策。执行力是医院管理工作的生命力，是各级领导的战斗力，也是医院发展的竞争力。我们通过强化工作执行力，切实增强工作的推动力，增强职工对组织的感召力，增强人民群众对医院的信赖度与认同感。

梦在远方，路在脚下。在新的征程里，有北京医院人崭新的姿态和昂扬的斗志；有北京医院人“自信人生二百年，会当水击三千里”的豪迈；有北京医院人埋头苦干迎接新百年的务实作风；更有北京医院人始终保持良好作风与充足干劲的豪迈情怀。

第三节 具体举措

一、顶层设计

【案例】北京医院特色党建模式

院党委不断探索基层党建创新发展的新模式，注重医院党建内涵建设，打造新的平台，成为新的标杆，争取新的荣誉，从而带动医院各项工作取得新的进展。

（一）坚持理念创新，建立健全特色党建模式

北京医院特色党建模式主要体现为1个愿景和4个平台，共5个要素：即确立“形成与一流中央干部保健基地和国家老年医学中心相匹配的思想与文化动力源”为医院党建工作战略愿景；集中优质资源建设四个平台——以创建全国文明单位为着力点的医院精神文明建设平台、及时把握全局和重点的医院党务工作信息化建设平台、保证方向和质量的医院党务干部建设平台和适应医院战略规划发展的医院文化支撑平台。

（二）坚持载体创新，持续聚焦基层党建着力点

一是医院精神文明建设平台：获得第四届“全国文明单位”后，医院将建设好“全国文明单位”列入医院“十三五”发展规划中，凝聚职工追求卓越的共识和信念，每年制定专项工作方案，以文化软实力促进学科建设、人才梯队、科学管理的持续优化。

二是医院党务工作信息化建设平台：医院“十三五”规划明确党建目标体系的关键指标，将信息化平台——“北京医院党建云”的建设，作为医院党建工作科学化、民主化、精准化的标志，把“云计算、大数据、物联网、移动互联网、人工智能”等信息时代技术要素融入基层党建。这一平台历经数年谋划，于2016年9月顺利上线运行。自上线运行以来，北京医院的信息化平台多次得到上级部门和广大党员的肯定。

三是医院党务干部建设平台：院党委打造并持续优化“医学人文系列讲座”“全院专题党课”“读讲一本书”“道德大讲堂”“党员志愿者”等院级通用培养方式与“小喇叭”“笔杆子”“服务西部”等专项党务人才建设工程，连续3年获得国家卫生计生委“读讲一本书”汇报一等奖，培养出以党的十九大代表高艳和中央国家机关优秀共产党员李欣为代表的基层党务工作者。

四是医院文化支撑平台：院党委充分尊重和发挥基层党组织和广大党

员的首创精神，注重医院文化品牌活动的创新与内涵建设，在医院标识、院训、院歌、医院精神等基础上，成功塑造“和谐职工小家”“青年才艺展示汇”“青年成长论坛”“青年工作部”等特色品牌，并于2016年启动了院级“学术文化”建设工程，初步形成以“忠诚、奉献、严谨、协作”的保健文化与“竞争、创新、民主、宽容”的学术文化相融合的文化格局。

二、组织创新

【案例】职工代表大会常设委员会的成立

2016年伊始，北京医院正式设立职工代表大会常设委员会，旨在体现职工代表的智慧与新的思维方式，做好畅通沟通渠道、汇聚意见和建议、减少思维盲点、扩大视野、履行监督职能、优化行政管理等工作，使医院得到更快更好的发展。北京医院职工代表大会常设委员会的定位可以用“医院智库、民间纪委”八个字概括，工作内容既着眼于医院发展大计，集中群众意见，又着眼于行政处室的工作流程、工作作风是否能服务于临床。职工代表大会常设委员会成立两年来的工作实践表明，职工代表大会常设委员会起到了桥梁、纽带作用，并为医院的发展建言献策，促进了医院的发展。

三、公益性质

【案例】老年健康大学

2018年，建立和完善纯公益性质的老年健康大学是新时代北京医院依托国家老年医学中心实施的健康科普战略与积极举措。北京医院将发挥“老年医学”的综合优势，大胆创新，积极作为，进一步凸显公立医院的公益性和社会责任感，在健康科普和健康促进领域发挥更大的积极作用。

北京医院老年健康大学的战略理念和目标是提升中国老年人群健康

素养。医院将紧紧依托国家老年医学中心和国家老年疾病临床医学研究中心，延伸老年医学诊疗和防病服务，完善运行和管理模式，注重系统化、规模化、科学化，开展优秀健康教育课程的遴选和精品化工作，运用网络和新媒体，打造北京医院老年健康大学品牌。

北京医院老年健康大学的核心优势在于多学科的交叉融合，建立了涵盖老年临床医学、老年康复医学、老年护理学、老年营养学等多领域、多学科交融的“六大体系”：一是老年急危重症的诊疗与护理体系；二是老年综合评估体系；三是老年感染的预防与治疗体系；四是老年多重用药的评价体系；五是老年肠内、肠外营养的施予体系；六是老年康复训练体系。同时医院还培养了一支结构合理、专科特色鲜明、素质优良的老年医学人才梯队。

在组织构架上，医院逐步健全“四大平台”：医患沟通平台、健康管理平台、慢病管理平台、科研数据平台，定期研究、协调和解决有关老年健康大学管理方面的问题，并对老年健康大学运行及管理中需要决策的事宜进行讨论并形成决议。

在具体的实施与推进过程中，医院成立了首席专家团队，聘请心内科专家何青教授作为首席健康科普专家。何青教授同时是北京大学医学部和北京协和医学院的博士生导师，临床和教学工作造诣深厚，经验丰富。她领导的团队将对目前碎片化健康教育内容进行梳理，制定、审核满足老年健康需求的教学大纲，规范教学活动，打造精品课程，同时负责对授课人员资质和教学质量进行评估和考核。此外，医院还成立了老年健康大学的教学管理办公室，由疾病预防控制科承担相应的工作职责，主要负责老年健康大学运营过程中的日常管理，以及与学员、授课人及专家团队的联系、沟通、协调工作，同时实施管理委员会达成的共识与决议。

目前，医院已经或正在筹建的老年健康大学教研室（一期）有18个，分别是：心血管内科、呼吸与危重症医学科、内分泌科、消化内科、血液内科、肿瘤内科、肾脏内科、神经内科、普通外科、骨科、泌尿外科、妇产科、眼科、皮肤科、口腔科、康复医学科、针灸按摩科、营养科。基于北京医院与世界上多所顶尖大学和老年医学研究机构保持着良好和密切的合作与联系，相信老年健康选题将真正实现“全球视野，中国关怀”。

医院还将不断发挥正在建设中的北京医院互联网医院的平台优势，构建新时代的“健康云”，实现健康数据采集与动态管理，将预防、筛查、诊断、慢病管理有机结合，制作高质量的慕课（MOOC），积极搭建线上线下互动的教学平台，逐步完善老年健康大学的信息平台系统，实现科普信息传递、网络课程传播、学员与临床人员的信息交流及学员信息管理等功能。

四、面向基层

【案例】“服务西部”活动

该活动是北京医院团委的志愿服务品牌和特色活动，25年来，每年1次。组织青年志愿者和专家前往青海、新疆维吾尔自治区、内蒙古自治区等省、自治区及革命老区，开展义诊、手术示教、学术报告、学科建设调研及指导等志愿服务活动。截至2018年，共开展25次活动，总行程9万多千米，服务市（县）46个，深入基层医疗机构100余家，义诊、查房人数27 000余人。该活动已成为北京医院团委的特色品牌活动，有着广泛和深远的影响。2010年，该品牌活动被中央国家机关团工委评为“中央国家机关十大优秀‘根在基层’调研实践活动”。2013年，北京医院团委被授予“全国五四红旗团委”称号。2015年，北京医院“服务西部”活动成为团中央“团建优品汇”的品牌示范项目。

25年实践证明，“服务西部”系列活动既是国家卫生健康委员会“强基层、保基本、建机制”的具体举措，又是大型公立医院公益性向基层的延展，更是卫生健康行业深入开展党的群众路线教育实践活动和“两学一做”学习教育的生动实践。今后，北京医院团委“服务西部”志愿者服务系列活动将继续充分发挥委属大型公立医院在临床、教学、科研等方面的综合优势，创新工作模式和工作机制，发挥首都优质医疗资源更大的作用，服务于更多的基层群众。积极帮助地方医院开展新技术、提高医疗服务水平和医疗质量、推动学科建设和人才培养，使优质医疗资源更加广泛化、均等化，更好地促进和改善基层人民群众健康状况。

第四节 赢在未来

一、明确建设“智慧型 学术型 人文型”医院的战略愿景

党的十九大报告明确指出，在实施健康中国战略中，要“深化医药卫生体制改革，全面建立中国特色基本医疗卫生制度、医疗保障制度和优质高效的医疗卫生服务体系，健全现代医院管理制度”。党的十九大胜利召开后，北京医院领导班子进一步凝聚共识，明确提出建设“智慧型 学术型 人文型”医院的战略愿景：

1. 智慧型医院

让人工智能等新技术融合“健康”服务的全过程，体现人本理念，实现人文关爱。

2. 学术型医院

将医院管理水平提升到学术层面的研判和实践，且贯穿于医院工作的方方面面，并产生学术型成果。

3. 人文型医院

对员工实施人文管理，激发员工的人文道德关爱，运用体现人文关怀的服务去解除病人痛苦。

二、明确将“一院一校一室两中心”作为医院建设发展的战略核心工作

未来一段时间里，北京医院将大力推进“一院一校一室两中心”建设工作：

1.“一院”

北京医院互联网医院。在北京医院实体基础上，依托互联网与人工智能手段，充分发挥老年医学学科体系和专家团队的综合优势，打造更加利民便民惠民的六大平台。（1）医疗业务拓展平台——云诊室、医联体协作平台、四个诊断中心；（2）科研协作平台——科研协作、专科医联体；（3）学术交流与成果展示平台——网络学院；（4）健康管理平台——大众健康管理和健康干预；（5）信息技术融合平台——建设云信息平台，为同行提供信息技术服务；（6）智慧医院平台——实现智慧医疗必经之路。

2.“一校”

北京医院老年健康大学。

3.“一室”

北京医院人工智能实验室。进一步贯彻落实国家《新一代人工智能发展规划》等文件精神，促进医学人工智能技术的深度研究和广泛应用，成立北京医院医学人工智能应用与研究管理委员会，制定医院人工智能研究和应用标准及成果共享机制，推动医学人工智能开放实验室的建设和推广，整合院内外的医学和信息技术资源，积极推进医学人工智能实验室的各项研究，推动医学人工智能的多学科协作，促进相关研究成果的转化等。

4.“两中心”

国家老年医学中心、国家老年疾病临床医学研究中心。（1）七位一体，引领全国老年医学事业发展。2015年3月，国家卫生计生委正式批复同

意在北京医院设置国家老年医学中心。国家老年医学中心的成立，将使老年医学领域的科学研究、临床医疗、康复护理与公共卫生政策、健康管理融为一体。国家老年医学中心坚持高点定位和国际视野的建设与发展，积极开展我国老年相关疾病疑难危重症的诊断与治疗；开展高层次老年医学人才教学培养；承担全国老年医学临床转化研究。国家老年医学中心未来将是融医疗、护理、科研、教学、预防、管理及政策制定的"七位一体"功能的重大疾病防治和健康管理的核心机构。（2）双轮驱动，建立老年医学防治领域国家队。国家老年疾病临床医学研究中心致力于在老年疾病防治领域进行体制与机制创新。国家老年疾病临床医学研究中心设立学术委员会指导学术决策，学术委员会成员共计34名，由老年医学相关领域具有较高学术水平及学术影响力的国内外专家组成，包括中华医学会老年医学分会的主任委员、副主任委员，中国医师协会老年医学医师分会会长、副会长等。学术委员会将从我国老年疾病防治重大需求出发，把握老年医学研究的国际动态和国内发展趋势，对学科的发展战略和总体规划提出建议。

"永恒的希望，永恒的爱心"是贯穿北京医院发展进步的主旋律。113年风雨兼程，北京医院一次次帮助人们实现着健康的梦想。在百余年的发展历程中，北京医院人执着求索，铸就医魂——艰苦奋斗、无限忠诚、默默奉献和只争朝夕。每一个时期，每一代人都肩负责任、秉承理想，为百年的历史画卷挥洒最美的色彩。在新的历史时期，北京医院牢固树立"以病人为中心"的服务理念，正确把握医院的发展定位，充分发挥公立医院的职能，创新干部医疗保健工作体系，强化医疗质量管理，加强重点学科建设，提高科研教学水平，加大人才培养力度，加快信息化建设步伐，使北京医院发展成为一所让党和国家放心，让人民群众满意的现代化医院和中央干部保健基地，为医疗事业的进步和人民群众的健康福祉做出更大贡献！

（吴　捷　孔　竞）

第三章　复旦大学附属中山医院提升公立医院文化的探索和实践

习近平总书记在党的十九大报告中，将“实施健康中国战略”作为国家发展基本方略中的重要内容。同时，在中共中央、国务院印发的《健康中国“2030”规划纲要》的四项实施原则中指出：要促进社会公平正义，坚持基本医疗卫生事业的公益性。毫不动摇地把公益性写在医疗卫生事业的旗帜上。

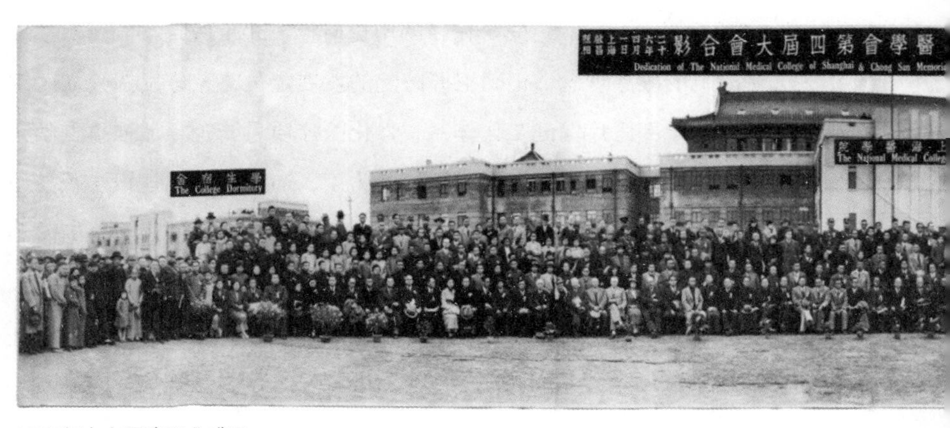

1937年中山医院开业盛况

在公立医院改革的时代背景下，医院文化承担起维护公立医院的公益性、明确医务人员社会价值和社会责任的重要职责。复旦大学附属中山医院（以下简称为：中山医院）深刻领会党的十九大精神，通过加强医院文化建设，形成良好的文化氛围，对医院每个员工产生长期的潜移默化的影响和熏陶，达到对群体价值观和行为准则的共同认可，进而为患者提供人性化服务，树立良好医德医风，构建和谐医患关系，提高医院核心竞争力。

一、中山医院的文化根源

复旦大学附属中山医院的前身是1937年任国民政府行政院院长的孙科以及社会各界知名人士，为纪念中国民主革命的先驱孙中山先生而募集社会资金，创办的“上海中山医院”。这是当时中国人创建并管理的第一所大型综合性医院。其时，隶属于国立上海医学院。

当时上海有市民300多万，而医院病床不足5 000张，且医院多由外国人设立，收费昂贵。为了满足民众之需要，1930年社会各界即有创办大规

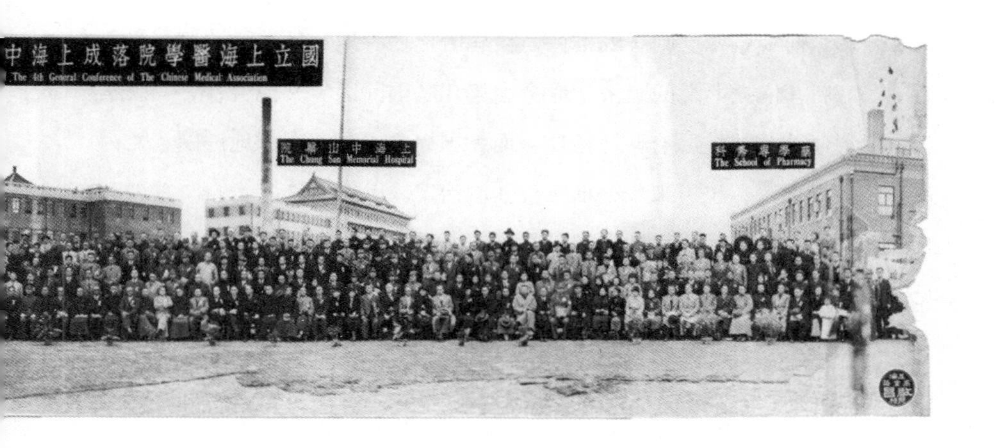

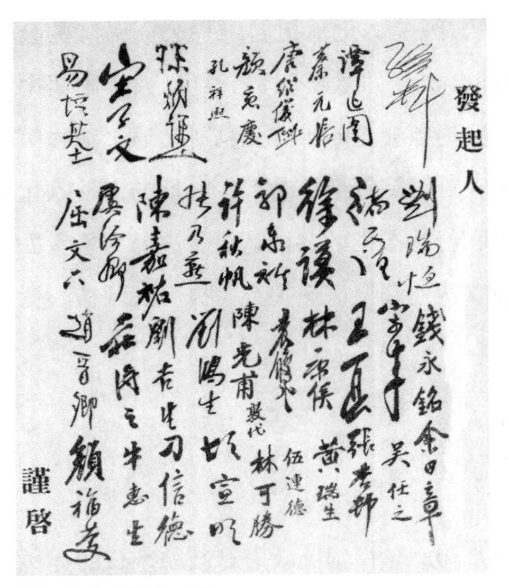

募捐建院发起人签名

模国人医院之议，几经商榷，推举成立了以孔祥熙为主任，孙科和刘瑞恒为副主任，颜福庆为总干事的中山医院筹备会，通过筹备会向社会各界募集捐款。募捐的发起人包括孙科、蔡元培、颜福庆、孔祥熙、宋子文等38位。1935年6月中山医院动工，次年12月竣工，占地26 644平方米。

当年在报刊上刊登的募捐启事中提到：创办中山医院的目的首先是为上海普通民众提供医疗服务和健康教育，“惟其特优之点，为注重平民，普及卫生教育，分科诊治，专门研究，时疫传染，特室隔离，屋顶设舍，疗养肺痨；特供应社会需要，迫切之情，尤为重大。”其次，培养中国的医学人才，“既得完善之医院，即可作训练医才之用，分科诊治，以尽专门学者之技能，复得教育专才，以应全国之需要，并得人才众多，研究精密。则医院不特为疾病治疗之善地，且为医学教育之中心。”最后，依托上海的经济、地缘优势开展国际医学交流合作，“医学为世界科学之先进，原有国际性质，而无国界之可分，在沪地一隅，尤为适当。世界名医，游历来华，雅愿暂驻诊治，一以钻研其学术，一以展其特长，使病者得其实惠，即贡献于我国医药学术前途亦至重大。”由此可见，中山先辈们创办医院的起点很高，充分考虑到医疗、健康教育、国际合作、学术交流等现代化医院运营的各个方面，为医院的长远发展奠定了文化基础。

著名史学家傅斯年在中山医院奠基时曾赠言：“一愿上海医学院毕业

诸君多在民间服务，而不屑为租界中阔医生；二愿中山医院成为救济劳苦大众之全国模范医院；三愿此校与此院抬高中国在国际医学中之地位”。中山医院创建之初奠定了这一文化自信，时至今日，这依然是医院不变的文化担当。

这就是中山医院的文化根源，“强民族而利民生”“培育医才，面向世界”的初心记录于《筹设上海中山医院缘起》中，并在一代代“中山人”的传承中生根开花。中山人始终秉承“以病人为中心”的中山精神医病救人，在实现“培育医才，面向世界”的道路上不断前行。从1937年到2018年，经过80余年的不懈努力，如今的中山医院，是国家卫生健康委员会委属事业单位，是学科门类齐全、综合优势明显、医学专家云集的大型综合性医院，临床、科研、教学、管理等综合实力位列国内大型三甲医院前列。心脏、肝脏、肾脏和肺部疾病诊治水平始终处于国内领先地位。医院本部占地面积9.6万平方米，总建筑面积35.8万平方米，核定床位2 005张。年门（急）诊就诊量达400多万人次，出院病人超过15万人次，住院手术病人10万人次。

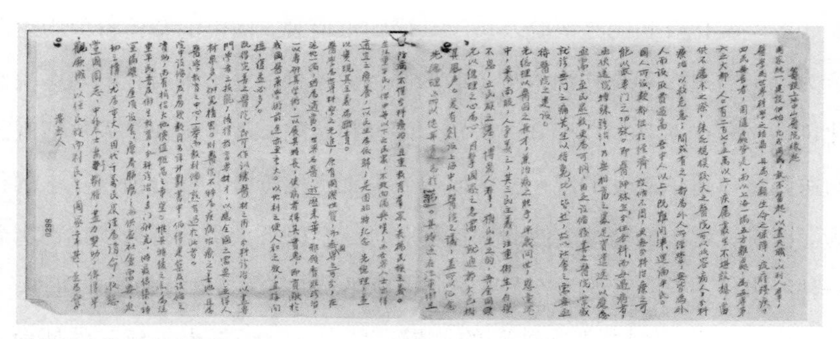

《筹设上海中山医院缘起》

如今，中山医院拥有为数众多的“重量级”优势学科和研究中心——1个国家临床医学研究中心，1个国家疑难病症诊治能力提升工程，18个国家临床重点专科建设项目，13个国家重点学科，3个省部级工程研究中心，5个省部级重点实验室，3个上海市“重中之重”临床医学中心，2个上海市重点学科，2个上海市“重中之重”临床医学重点学科，2个上海市医学重点学科，8个上海市研究所，2个上海市科委研究中心，15个复旦大学研究机构。

二、中山医院文化的优秀因素

作为一所历史较长的综合性教学医院，中山医院严谨的学风和求真务实的工作态度是一种历史传承和积淀，而拥有的强大且富有凝聚力的特色文化，对医院员工们产生了潜移默化的影响，并且能够代代相传。与生俱来的公益性，是中山医院的灵魂，一代代中山人始终秉承“以病人为中心”的服务理念，倡导“严谨、求实、团结、奉献、创新、关爱”的核心价值观，以严谨的医疗作风、精湛的医疗技术和严格的科学管理为社会大众提供优质、安全、便捷的医疗服务。

（一）传承有序的共同价值观

医院文化反映的是医院及员工共同的价值观，医院的整体价值观念和行为规范通过多种方式渗入员工的内心，引导全体医护人员在参与医院文化创造过程中对其加以感知、认知、评判和认同，逐步实现个人价值观念与医院整体价值观念的统一，从而引导员工产生符合共同价值观要求的行为。医院文化中的精神、使命、制度对每一个医务人员的行为规范都起着一种约束作用，以实现医务人员的自我管理，使其保持良好的职业道德。

中山医院的创办者在建院的募捐启事中，已经提出了建院的使命：“强民族而利民生，注重平民，普及卫生，培育医才，面向世界”。经过几十年的风雨历程，这已经成为全体员工的共识。中山医院的员工传承了医院奠基者创办中山医院的初衷，有很强的社会责任感。

“强民族而利民生，注重平民”，服务百姓、报国济民是初心。建院伊始，“八·一三”事变，日军进攻上海，战争爆发，中山医院原址先后改为“第六救护医院”和“国际第一医院”，在3个月内共收治伤兵2万余人，并且同红十字会第一医院组成国立上海医学院第一、第二两个救护队，先去无锡、南京，旋即转赴其他省市，为抗日战争做出了贡献。抗日战争胜利，1946年5月在重庆的中山医院人员分批回沪，筹备恢复上海中山医院。当时正逢上海霍乱流行，中山医院遂作为时疫医院从7月至9月共收治病人2 300余人。1949年中华人民共和国成立之后，中山医院秉承建院时的初衷，为国为民，积极参加上海市为解放军治疗急性血吸虫病和抗美援朝医疗队的工作。此外，抗洪救灾，抗震驰援，都留下了中山人的身影。立足国情，急民之所急，中山医院开创了诸多国内首创：如与中国人民解放军军事医学科学院合作自力更生开展国产抗结核药物“异烟肼”的临床研究；成功创制真丝人造血管；胸心外科国内首次成功施行低温麻醉房间膈缺损修补术；研制了中国第一台静立垂屏式人工心肺机，打破了当时某些西方国家的禁运政策，获得体外循环心脏直视手术成功；建立了国内第一个肺功能实验室并与上海医疗器械厂协作研制成功国产肺功能检测仪，开展临床呼吸生理和肺功能测定的研究；在国际上首次发表了《原发性肝癌207例临床与病理对照研究》，奠定了原发性肝癌临床研究的基础等等。

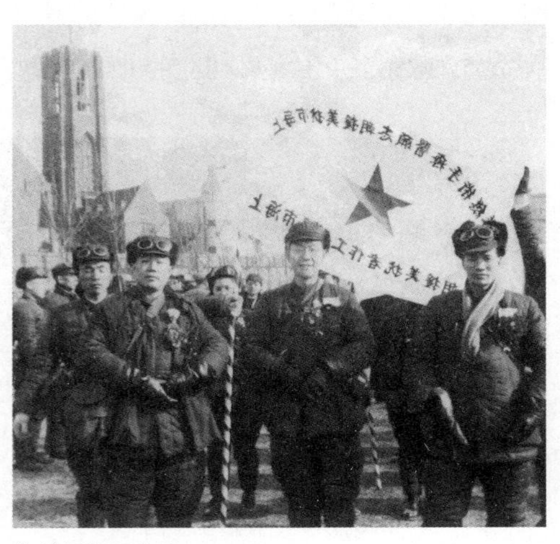

抗美援朝医疗队

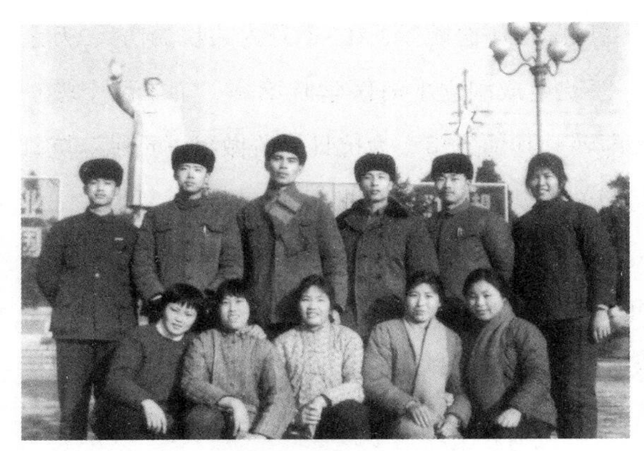

唐山地震时期中山医院派出的抗震救灾医疗队

公益为魂，强民族利民生的初心成为中山医院的精神文化，流淌在一代代中山人的血液中。抗击“非典”、汶川地震、印尼海啸都留下了中山人大爱无畏的身影。中山医院先后对口支援过新疆维吾尔自治区喀什地区第二人民医院、云南省富源县人民医院、西藏自治区日喀则地区人民医院、云南省曲靖市第二人民医院、西藏自治区察雅县卫生服务中心，同时，还积极组建国家医疗队，远赴云南、青海、四川、安徽、新疆维吾尔自治区等省、自治区开展巡回医疗工作，全面援建工作取得良好成效。此外，医院还积极响应国家医疗援外的号召，参加医疗援外，50多年来相继派遣55人次到多个国家及地区参与医疗援助，并得到了受援国家的一致好评。

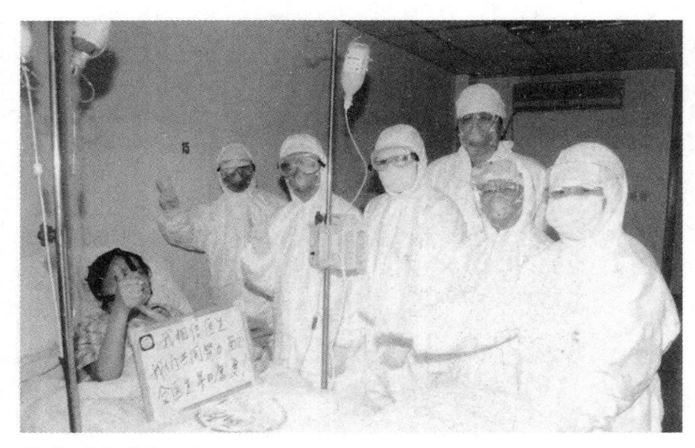

抗击“非典”

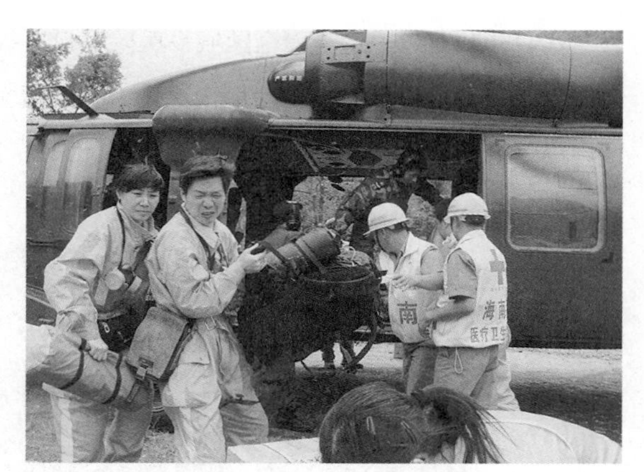

汶川地震空投耿达

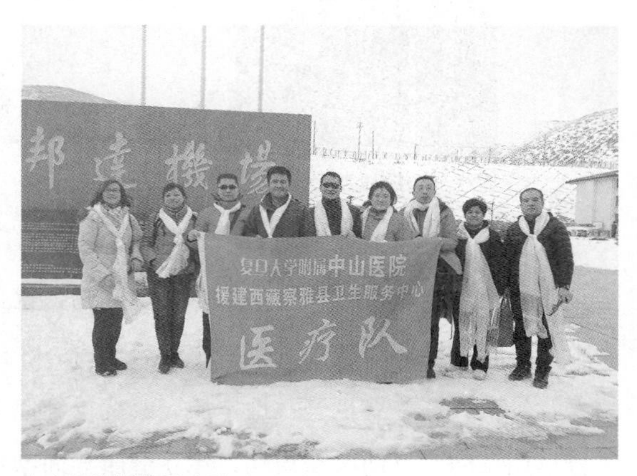

中山医院援藏医疗队

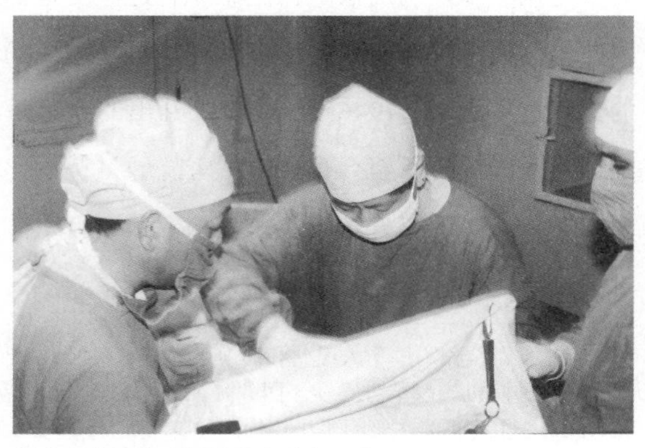

中山医院摩洛哥援外医疗队在手术

2011年11月，卫生部[①]全国城乡医院对口支援现场会在云南省富源县人民医院召开。卫生部领导对中山医院对口支援富源县人民医院所取得的成绩给予了高度的评价。

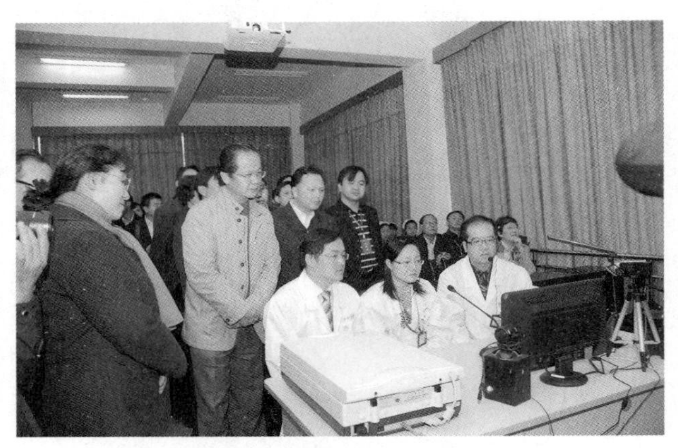

卫生部全国城乡医院对口支援现场会

“普及卫生教育”。前辈们在建院之初，就希望中山医院不仅能够治病救人，而且能够对社会进行卫生科普教育。在国家宏观政策和时代要求的大背景下，医院立足公益性本质，改变单纯以治疗疾病为导向的模式，实行早期预防、早期诊断疾病，建立健康导向型疾病预防模式，提高公众对常见病、多发病的预防保健意识，这些更是公立医院应该承担的责任。因此，重视医疗科普，关注市民医学科学知识的普及，也同样融入中山人的“血液”之中。1946年《申报》开出的卫生医药专栏，发刊便是中山医院，这一传统传承至今日。中山医院的科普文化土壤和科普氛围，滋养着中山医护人员的科普热情。医院从政策、组织体系、资金和渠道等方面积

---

① 卫生部：全称为中华人民共和国卫生部，是根据第九届全国人民代表大会第一次会议批准的国务院机构改革方案和《国务院关于机构设置的通知》（国发〔1998〕5号），设置的机构。卫生部是主管卫生工作的国务院组成部门。2013年，国务院将卫生部的职责、人口计生委的计划生育管理和服务职责整合，组建国家卫生和计划生育委员会。

极为科普教育创造支持的环境，并逐步形成了“立体综合模式”的中山医院健康教育。每年组织各类大型义诊、咨询等活动，如品牌活动“中山健康大讲堂”源于20世纪90年代初开始的中山医院健康教育纳凉晚会，至今已有600多位专家登上中山健康大讲堂的讲台开展健康讲座，受益听众25万余人次，发放医学科普资料42万余份，深受群众欢迎。播放健康宣教片，编制发放《健康处方》，使防未病治已病的理念深入百姓心中。健康处方项目荣获“第三批上海卫生计生委医疗服务品牌”，复旦大学“十大优秀医疗服务品牌”。中山医院诸多医学专家坚持活跃在科普第一线，为传递科学知识、提升百姓健康素养添砖加瓦。2014年，杨秉辉教授荣获上海科普教育创新奖的“科普杰出人物奖”。骨科董健教授领衔的“专家解答腰椎间盘突出症”项目团队荣获2014年国家科学技术进步奖二等奖（科普类）。

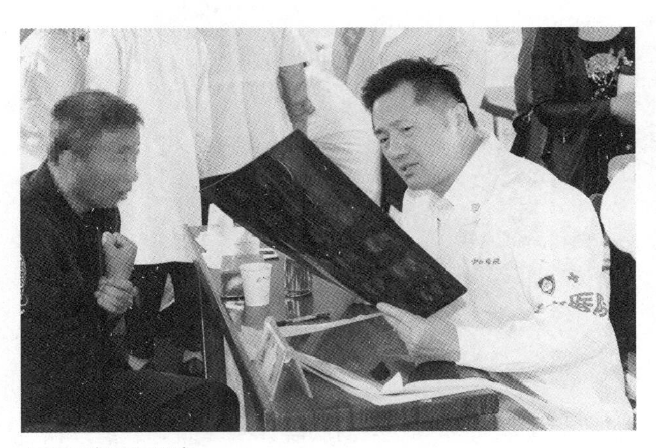

中山医院医生义诊

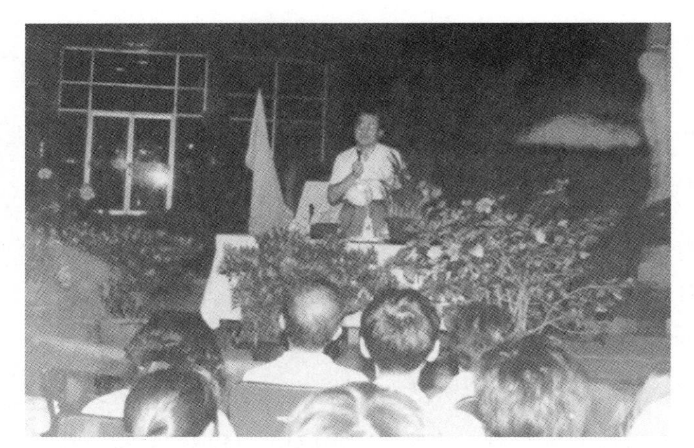

1992年，中山医院健康教育纳凉晚会

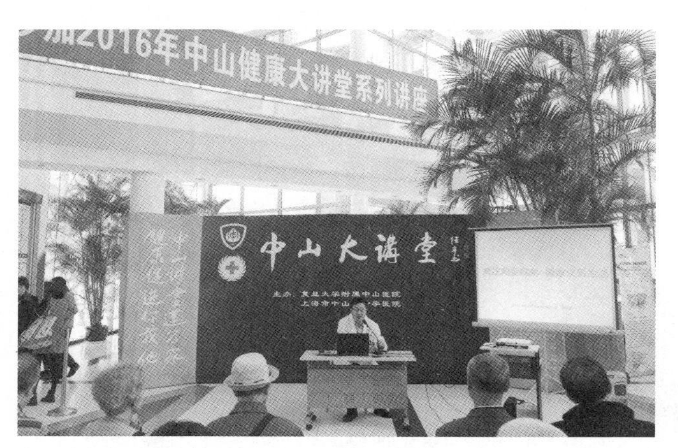

中山健康大讲堂科普讲座

“培育医才，面向世界”。中山医院在医学教育、医学研究上始终处在前沿。中山医院教育教学包括了医学院校教育、毕业后医学教育和继续医学教育的完整的医学教育体系，设有博士点18个，硕士点21个，复旦大学临床医学博士后流动站1个。现有硕士生导师145人，博士生导师107人。经国家卫生健康委员会和上海市卫生计生委（今上海市卫生健康委员会）批准的住院医师规范化培训基地15个，专科医师规范化培训基地28个。中

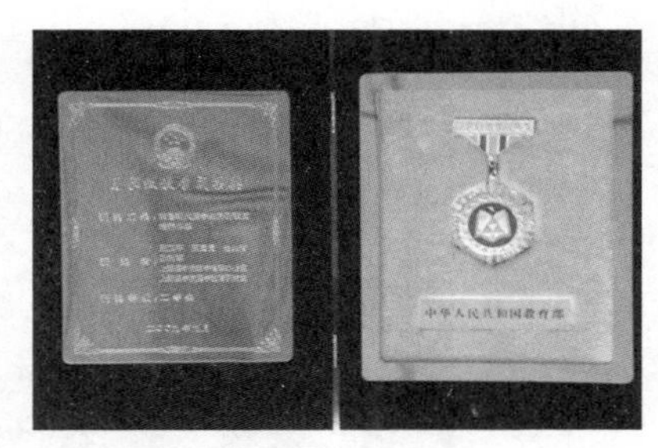
国家教学成果奖二等奖

山医院是国家住院医师规范化培训示范基地、中国住院医师规范化培训精英教学医院联盟成员、首个国家级区域性全科医学师资培训示范基地。每年在院培养各类学员3 000余人，举办国家级继续医学教育学习班70期，招收进修医生1 000余名。近10年来，中山医院获得国家级教学成果特等奖1项，国家教学成果奖二等奖1项，上海市教学成果特等奖1项、二等奖1项。

在学科建设和医学研究方面，中山医院拥有国家重点学科13个，省部级工程研究中心3个，省部级重点实验室5个，上海市“重中之重”临床医学中心3个，上海市重点学科2个，上海市“重中之重”临床医学重点学科2个，上海市医学重点学科2个，上海市重要薄弱学科4个，上海市公共卫生重点学科6个，上海市研究所8个，复旦大学研究机构15个。自2007年以来，医院获得科技部“973”计划、“863”计划、国家支撑计划、重点研发计划及重大专项课题68项，教育部创新团队2项，国家自然科学基金委员会创新研究群体1项，国家自然科学基金项目600余项，各类省部级人才培养计划218项。中山医院年均科研经费超过1亿元。中山医院SCI论文数量和质量稳步上升，2017年共发表SCI论文602篇，总计影响因子3 398.009 7分。自2006年起，医院共获得国家奖8项，其中一等奖1项；省部级奖项55项，其中一等奖16项。自2009年以来，中山医院申请专利473项，授权专利286项，国际专利授权8项。

中山医院在日积月累的实践和创新中积淀出了诸多国内领先，并在国际上争创一流，制定了多项“中山标准”，达到了先辈们期许的“面向世界”。除了和美国、德国、日本等国家的高校、医学院、医院建立了长期友好的合作关系，实现互访交流外，中山医院历年来成功举办各类高水平的国际学术会议，如东方心脏病学会议、上海国际大肠癌高峰论坛、上海国际消化内镜研讨会等更是成了亮眼的名片，每年吸引了来自国内外的众多同行参会。

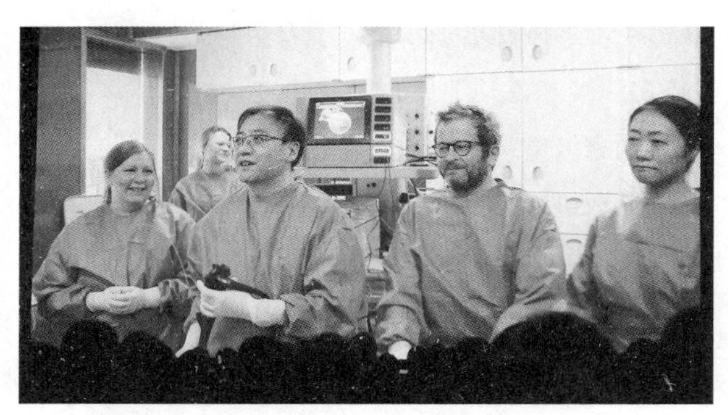

内镜中心周平红教授在国际会议上做内镜手术示范

（二）“以人为本”的文化凝聚力

医院文化所产生的凝聚力使全体员工产生目标、原则、观念的认同感，实现医院目标的使命感，对本职工作的自豪感及对集体的归属感，使之对医院产生一种向心力，把自己的思想和行为与医院整体利益联系在一起。医院积极贯彻“以人为本”的管理理念，努力加强医院内涵建设，把中山精神与现代化管理相结合，以病人为中心，为病人提供一流服务、一流技术、一流学科和一流人才；以员工为本，为员工提供一流管理、一流环境和一流的发展；以社会为本，践行社会责任，大力倡导健康科普教育，树立文化品牌，为建设国内一流、国际知名的现代化创新型综合性医院而努力。

一是努力提高服务品质，改善患者就医体验。主要是通过利用信息技术的服务，或者优化环境，改善诊疗模式来提高患者就医的体验。医院建成了“风雨长廊”，将各栋楼两两相连，无论寒冬酷暑，人们穿行于院内都便捷无阻。“风雨长廊”作为医院的一大特色，获得了上海市精神文明建设的创新奖。启动门诊自助支付项目，开通微信、支付宝扫码支付，同时将自助支付服务范围扩展到自助挂号、缴费、预约、查询等内容。又如检验科通过运用科学管理工具，针对核心问题采取更有效的措施，建立更有效的管理模式，实现不断提高检验质量、不断加快检测速度、不断改善服务态度、不断拓展检验项目的质量目标，向临床医生与病患提供更优质、更精准、更快速的检验服务。

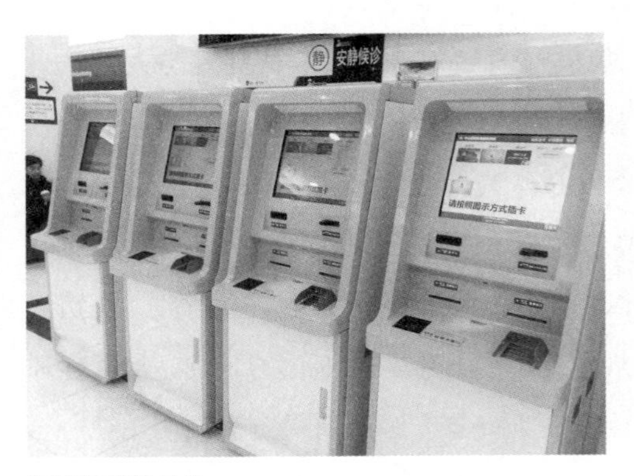

门诊自动挂号机

二是加强团队合作，发挥员工主人翁意识。医院充分调动员工的积极性，体现员工的价值，提升员工凝聚力，以中山为荣，突出公平公正，努力创造一个温馨的家园。2004年起，医院开始综合目标管理考核，根据国家、上海市等各上级部门的考核要求持续改进，形成中山医院绩效评价指标体系。以《综合目标考核》和《学科建设考核指标》为基础，通过设计并实践合适的战略绩效管理考核、薪酬体系来激励员工，帮助员工实现自身价值，获得一流职业发展机会。院工会通过建立帮扶体系、职工子女晚托班、寒暑托班、巴林特小组等具体工作体现医院对员工的关爱。中山医院连续6年获得“中国医疗机构最佳雇主”奖项。

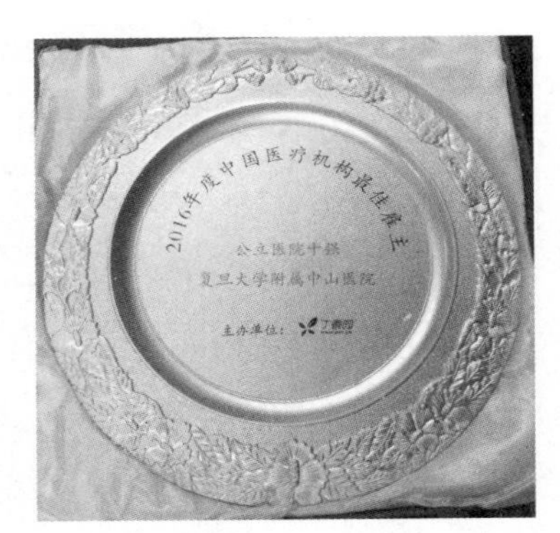

中山医院连续6年荣获“中国医疗机构最佳雇主”称号

（三）卓越管理模式，战略目标清晰

随着医疗改革的不断深入，结合党的健康中国规划，中山医院依据“六个相一致”原则（医院发展与政府医改相一致、目标与发展相一致、管理理念与服务要求相一致、规模与内涵相一致、学科提升与人才培养相一致、医院地位与社会认可相一致），制定“大型公立医院卓越管理模式”，以实现创新引领高地、医疗技术高地、学科建设高地、人才集聚高地、教学培训高地——“五个高地”的总体发展目标。

中山医院以患者为中心，以信息化为依托的全方位、全时段、全员参与的医疗质量管理模式，通过规范化、专业化、精细化的管理，使医疗质量和医疗安全持续改进，服务流程更加完善。医院获得全国文明单位、全国五一劳动奖状、全国医院医保管理先进单位、全国最受欢迎三甲医院、上海市文明单位、上海市卫生系统文明单位、上海市优质护理服务优秀医院、上海市院务公开民主管理先进单位、上海市志愿者服务基地等多个重要荣誉称号。

（四）持续发展的学习型组织

创办中山医院的募捐启事中提到：“既得完善之医院，即可作训练医才之用，分科诊治，以尽专门学者之技能，复得教育专才，以应全国之需要，并得人才众多，研究精密。则医院不特为疾病治疗之善地，且为医学教育之中心。”中山医院历来倡导终身学习的理念，特别注重青年人才的培养，经过多年努力和实践，已经构建起完善的医学人才培养体系；通过纵向和横向地广泛选拔、层层深入地持续推进等措施，建立起合理、完备的人才梯队。中山医院作为复旦大学最大的教学医院之一，始终将建设一个学习型医院作为发展目标之一。公立医院需要承担更多的社会责任，建立可持续发展的医药卫生科技创新机制和人才保障机制，通过技术支持、人员培训等方式，建立科学的医院培训体系，进而形成学习型组织，使员

工通过培训提高业务能力和人文素养。比如，探索新员工体验式培训、建立青年医务骨干出国进修基金、开设中层干部高级管理研修班、选送优秀护士赴新加坡、中国台湾学习等各项措施，推动医院的学习风气。2010年中山医院获得上海市总工会授予的“学习型组织”称号。医院每年培养近3万名医学人才，是国家卫生计生委授予的住院医师规范化培训示范基地、中国住院医师规范化培训精英教学医院联盟成员、首个国家级区域性全科医学师资培训示范基地。全科医师培养获国际认可。

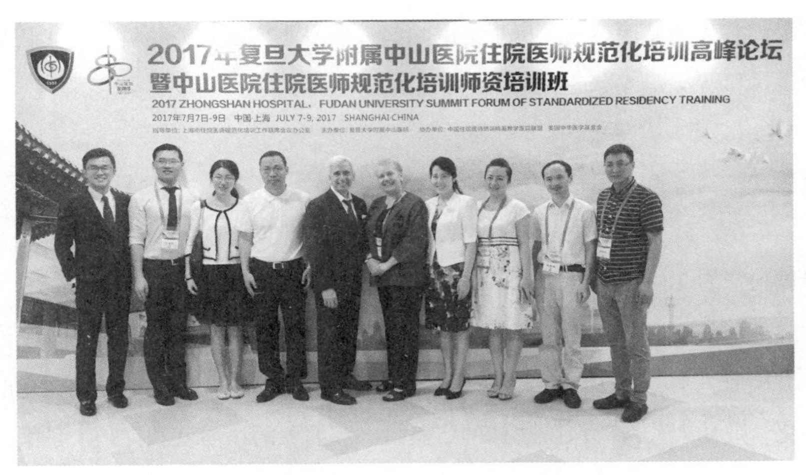

中山医院住院医师规范化培训高峰论坛

三、中山医院的文化表述

（一）不断提炼符合时代要求的中山医院文化

在20世纪末，中山医院根据自身文化特征和发展需要提出了“严谨求实　团结　奉献”的八字院训作为文化表述，被大部分员工所接受和认同。随着时代的发展，医院在“十二五”期间更进一步地提炼了医院核心价值观：“严谨、求实、团结、奉献、创新、关爱”。

严谨：是一种工作态度，严格执行职业操守和岗位职责，脚踏实地、精益求精。求实：是一种工作作风，坚持理论联系实际，为追求真理而不断尝试，实事求是，不弄虚作假。团结：是一种人文精神，个人和科室都要紧密合作和互相包容，同心同力，顾全大局。奉献：是一种精神品质，不计较个人得失，为社会、为病人全心付出，克己奉公，任劳任怨。创新：是一种工作追求，以改革的勇气和智慧不断提出工作的新思路和新方法，勤于思考，善于总结，通过学术研究，不断创新，产生出新的技术成果，服务于广大病人。关爱：是一种人文氛围，以病人为中心，从细节着手提高病人的就医体验，尽全力解除病人的身心疾苦；关心员工的成长与发展，和谐友爱，传递温暖，成为有温度的医院。

（二）中山医院文化的建设内涵

中山医院文化的构建日益由表层的物质文化向深层的精神文化渗透，形成独特的文化结构层次。

表层的物质文化由院容院貌、就医环境、医务人员的仪容仪表等硬件外表构成，是医院在社会上外在形象的集中表现。医院形象是医院文化的外化，是社会公众对医院总体的、概括的、抽象的认同度和评价，是医院文化在传播媒体上的映射，院徽、院歌是医院形象的直接表现。中山医院院徽为盾牌形，以蓝色和白色为主体颜色，下方为“复旦大学附属中山医院”和医院英文名称“ZHONGSHAN HOSPITAL FUDAN UNIVERSITY”。盾牌中心为蛇杖与玉兰花组合，并标识建院年份“1937”。蛇杖是医学的象征，设计形似“中”字；白玉兰是上海的市花，设计形似“山”字。盾牌衬底，象征保护和坚固的含义。在医院指示标识的设置工作上，医院积极考虑到患者习惯，上设指示灯箱，中设指示牌，下设指示地标，全方位给予患者简洁明了的方向引导，并在院内的道路旁设计橱窗，系统介绍医院特色和各科专家。医院制定《中山医院工作人员着装规范》，要求所有员工着装得体，工作人员统一佩戴胸牌，对后勤人员根据不同的岗位设计了不同的工作服，旨在给予患者及其家属统一整洁的印象。在建筑环境方面则根据需要对医院建设重新规划并进行改造，致力于打造出具有鲜明特色的医院环境。日常工作中要求保卫、总务部门密切合作，加强医院重点区域的保洁和治安巡查，确保患者就诊环境整洁、安全和舒适。尤其是注重卫生间等基础环境的改善和维持，保持基础环境干净整洁。此外，医院通过院报、网络加强对外宣传，和新闻媒体合作，开展精神文明共建，提升医院社会知名度，打造医院品牌形象，医院微信公众号在权威媒体全国医院公众号影响力排名榜上多次入围前列，还曾获全国第二名，多次获上海地区第一名。医院形象展现在《人间世》《大国工匠》等大型纪录片中，引起社会的强烈反响。

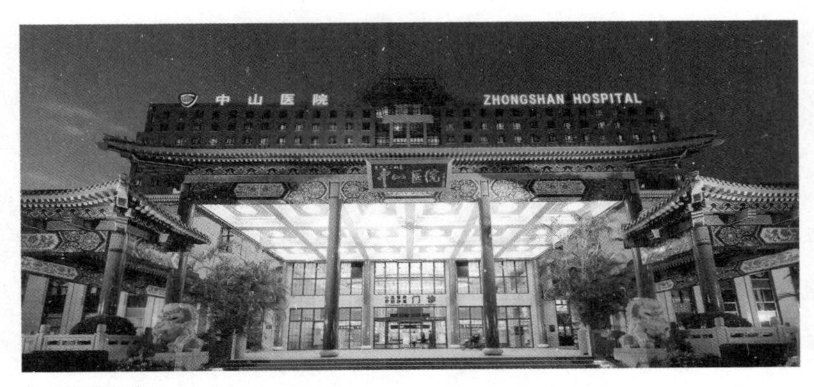

中山医院东院区

浅层的行为文化由医务人员在诊疗过程中和医务人员之间交往中所产生的活动文化构成，是医院经营风貌和职工面貌等的集中表现。中山医院主张医务人员尊重病人、维护自身职业尊严，在发生重大灾难和公共卫生事件时，医务人员应该遵循职业操守。除了要求遵守社会、政府、民众对医务人员的普遍规范以外，中山医院还对医务人员提出了“我以所学奉献社会，以我良知善待病人”的道德要求，并且逐步推动医务人员将职业良知上升到职业尊严的高度。医院历来注重人际关系的梳理和协调，长期以来将团队合作的理念深深植入员工心底。在日常工作中无论是业务上还是管理上，面对复杂艰难的问题，员工之间主动协调，密切配合，相互补台不拆台；面对难以分清职责的工作，员工们不是采取推诿的态度，而是相互协作；面对利益分配，员工们更注重长远合作而不计较一时的得失。全体员工形成一盘棋，执行力和工作效率显著提高。

中层的制度文化是观念在形式上的变化，是医院表层文化和浅层文化的支撑点，是一种强制的文化。中山医院纪委坚持制度建设，用制度管权管事管人，让权力得到有效监督。通过完善制度建设环节、坚持廉政建设教育常态化、强化管理和监督机制、认真查处投诉举报、落实党风廉政建设责任制、加强纪检队伍建设等方式营造医院廉洁公正的整体氛围。中山医院的服务规范遵循上海市卫生计生委（现为上海市卫生健康委员会）制定的《医院服务规范》标准，并在此基础上主要针对各个窗口服务部门提出更高要求。2003年，中山医院成立经济管理委员会，严格按照国家有关部门对医院财务管理的要求，设计财务管理制度以及内部控制流程包括《授权管理制度》《医疗机构财务会计内部控制规定》等。2005年，医院推进全成本核算工作，优化或者重新设计医院重要经济部门的管理流程，组织协调医院的财务管理、成本核算和收费管理工作，在预算、设备、药品和物流管理中强化核算和监督管理，已经逐步实现“成本核算—成本管理—成本决策”的递进式转变，使成本管理在医院经济活动中发挥了更大的作用。加强了医疗质量与安全的常态化管理，重视全方位的医疗质量和安全制度体系建设，强化18项医疗核心制度，开展涉及12大类的医疗质量督查项目，通过医疗质量“院内督查月”活动，对早交班、手术标记、手术安全核查、三级查房、合理用药、危重孕产妇等进行专项督查。病历督查覆盖所有病区，并对病危病历、输血病历、死亡病历进行重点专项督查。依托患者安全10大目标构建医疗安全与风险防范体系，以信息化为支撑，对输血管理、非计划再次手术管理、不良事件管理、静脉血栓栓塞症防控、患者综合信息标识、心理状态评估等系统提供全时段监控和全方位保障。

深层的精神文化是医院文化中的核心文化，是医院经营管理中形成的独特的意识形态和文化观念。中山医院的使命是“以病人为中心，致力于提供优质、安全、便捷的医疗服务；通过医疗、教育、科研和管理创新，促进医学事业的发展，提升民众的健康福祉”。医院的愿景是“建设国内一流、国际知名的现代化创新型综合性医院”。医院核心价值观是“严谨、求实、团结、奉献、创新、关爱”。医院功能定位是“承担医疗、医学教育、医学科研任务，是全国疑难重症疾病诊治中心，高等医学教育、国家级住院医师/专科医师规范化培训示范基地和国家级继续医学教育基地，国内临床医学研究和技术创新的高地；致力于推进医学事业的发展，为人民群众提供高水平的医疗服务”。医院建设初心是“为民众提供医疗服务和健康教育，培养中国的医学人才，开展国际医学交流合作”。建院80多年来，在这样的精神文化激励下，中山医院涌现一批批名医，其中不乏里程碑式的人物，有黄家驷、沈克非、荣独山、姜春华等中国医学史上的领先者，更有陈中伟、汤钊猷、陈灏珠、葛均波、樊嘉五院士率先垂范。他们的成长、行医经历，成了青年员工学习的榜样。

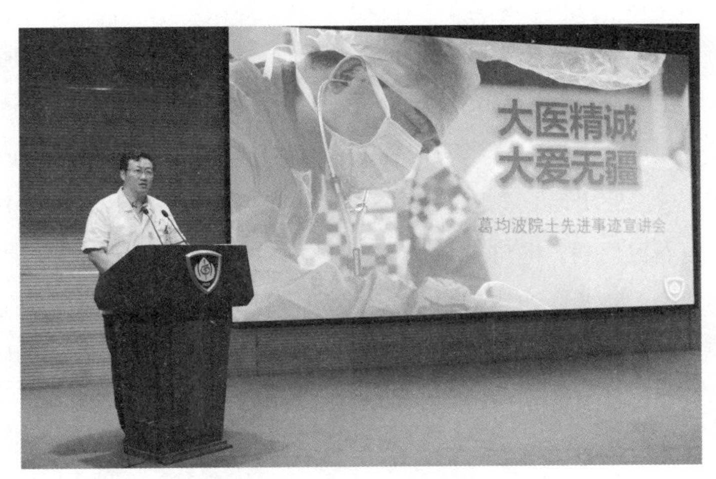

葛均波院士先进事迹宣讲会

四、进一步加强中山医院文化建设的实践与探索

医院文化建设应“从潜移默化中来，随潜移默化而去”。中山医院进一步提升文化建设，通过对医院文化进行诊断、分析、研究，提出具有中山医院特色的价值观念、医院使命、战略等，制定医院文化建设的原则和规划，通过各种途径传播和宣传医院文化，根据现有文化的薄弱环节完善相关制度，以绩效考核法激励员工，使得员工的个人利益紧密契合医院发展战略。

（一）增强医院文化自信，不忘初心

中山医院借建院80年院庆契机，积极拓展对外宣传，树立中山医院品牌。医院院名石揭幕，正面镌刻由著名书法家陈佩秋先生题写的“复旦大学附属中山医院”院名，背面书有《筹设上海中山医院缘起》。院名石是中山医院文化的重要体现，承载了中山医院深厚的文化内涵。医院通过梳理医院发展历程，创建文化长廊，以东西院区之间的中央长廊作为宣传平台，通过展板、灯箱、支架等多种形式，分“铭记昔日——梦想从历史中走来”“恪守今朝——梦想在奋斗中创造”“情系来日——梦想自憧憬中启航”三个版块对医院光荣历史、科技成果、文化传统及规划蓝图进行宣传介绍，建成“中山致远、医路征程”的院史陈列厅。中山医院完成《中山故事》《医路史话》《致远精神》等系列医院官方宣传片制作；中医医院完成《新民周刊》特刊、《大众医学》特刊以及以“中山经验”“中山模式”“国人骄傲”“中国故事”“国人医院”等为主题的媒体系列深度报道；出版《砥砺奋进　思行致远》的院庆画册，完成《岁月如歌中山如炬——复旦大学附属中山医院80周年志》。

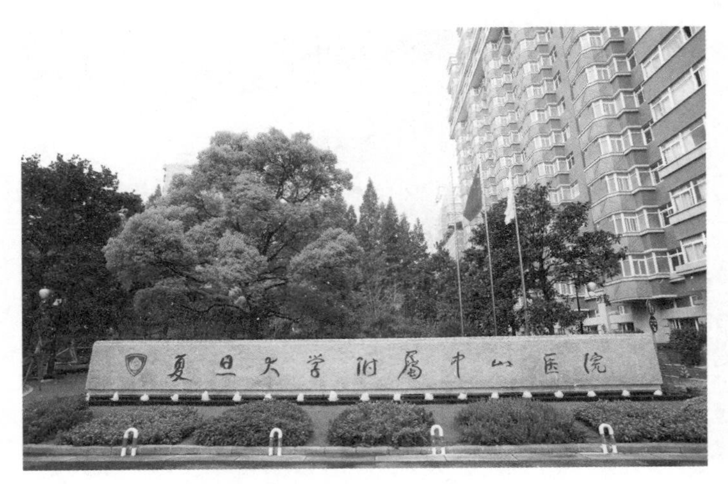

院名石

抚今追昔，中山医院创建伊始提出的“强民族而利民生，注重平民，普及卫生，培育医才，面向世界”文化核心，在新时代里被赋予了新的特征，即始终坚持“以病人为中心”，坚持公立医院改革发展方向，不断提高医疗技术水平和服务质量，为上海建设亚洲医学中心城市，促进医疗卫生事业发展，提高人民群众健康水平做出新的更大贡献。风雨兼程八十载，不忘初心砥砺行。在传承和发扬的主题中，全院员工通过系列活动增强文化自信，提升人文凝聚力。如举办上海市青年医学科普能力大赛决赛以及“中国医院历史与医学人文论坛”，从医疗技术、文化、历史、社会责任、服务意识及人文关怀角度进行深度剖析；举办“第六届中国医院临床专科建设与发展论坛暨复旦大学附属中山医院建院80周年学术论坛”，论坛汇聚了国内医学界众多“大咖”，共话“平台战略”与“跨越发展”，同时也展示中山医院在管理平台、专科平台、技术平台、科研平台、转化平台、运营平台、服务平台等方面的前瞻性战略布局和务实性实践成果。

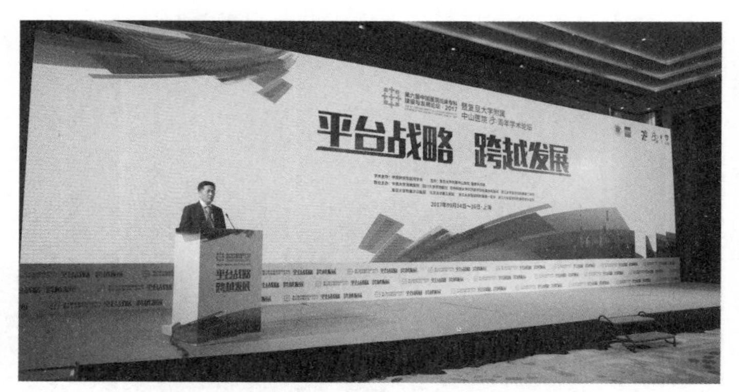

第六届中国医院临床专科建设与发展论坛暨复旦大学附属中山医院建院80周年学术论坛

（二）强化“以人为本”的文化内核，凝心聚力，关怀员工

中山医院积极贯彻“以人为本”的管理理念，以员工为本，以精细化、民主公开的一流管理为全院职工提供一流工作环境，一流职业发展。其中，中山医院为了吸引和培养医学人才，建设了国内的医学人才高地，形成创新型、复合型、高层次的人才梯队。加强了科主任管理和科室建设，逐步建成一支结构合理、素质精良、数量充足的人才队伍。培养员工综合素质，为医院可持续发展提供智力支持和人才保障。主要措施有：①加大人才引进与培养力度，在领军人才培养、青年技术骨干培养项目中均有收获。②关注“关键人才”，建设结构合理的人才梯队，发挥科主任的领导力和学科带头人的领头作用，加强优秀人才和后备人才的遴选和培养机制，以个性化职业发展管理系统，吸引、发展、留住人才。③理顺各岗位职位数及职责，进一步完善岗位设置，针对不同岗位的各类人员采取分层分类管理与培养，实施差异化的薪酬管理体制。④制定人力资源发展规划，建设专业人才梯队，补充护理、卫技、财会、管理、后勤、信息等各专业领域人员，满足医院发展对人力资源的需求。⑤营造适合人才成长

的环境，制定并完善岗位说明书，帮助员工建立职业生涯规划，促进员工主动学习，充分发挥其积极性和潜能。完善分层分类的培训体系，优化课程设置，加强培训师队伍建设，实现培训的经常化、制度化。⑥利用人力资源管理信息平台，实现资源整合和信息共享，促进人力资源规划方案的及时更新和完善。

医院党委加强对工会、团委、妇女联合会等群团组织的领导，支持他们围绕医院和党委中心工作，开展丰富多彩、健康向上的活动，提升职工素质，夯实文化建设，完善生活保障，创新工作思路。支持工会完善维权工作。支持工会做好“巴林特”小组、“知心家园心理健康俱乐部”文化讲座、“网络书屋”等活动。支持妇委会建设好“妇女之家”，为哺乳期女职工提供私密、安全、干净、舒适的哺乳场所——爱心妈咪小屋。支持退管会完成退休职工集中体检等活动，全面提升职工幸福指数。由党委支持开办的“中山医院寒暑托班”以及“中山医院小学生辅导晚托”作为中山医院亲子工作室项目，荣获首批上海工会“职工亲子工作室”创建试点单位。党委还要求工、青、妇群众组织深入职工群众，主动关心困难职工，院党委领导与工会干部一起做好节日期间家访和住院探望工作，把党的温暖、医院的关怀送进职工的心里。

风雨兼程八十载
不忘初心砥砺行
1937-2017
中山医院
ZHONGSHAN HOSPITAL
中山医院80周年院庆晚会

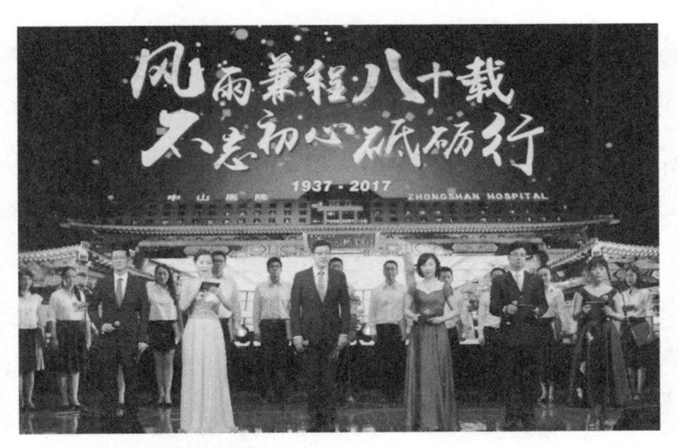

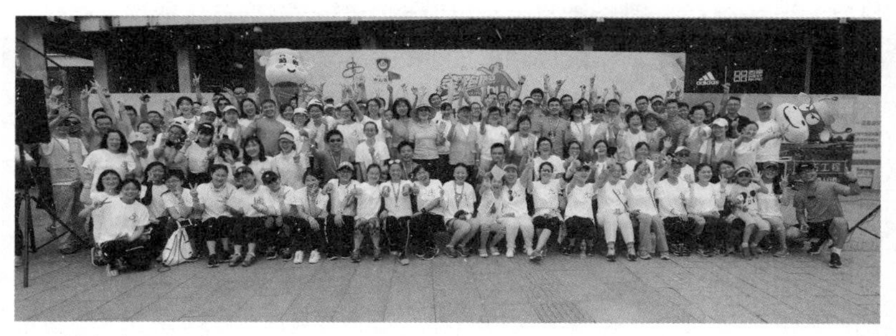

职工健康跑

（三）重视质量安全文化基石，创新开展优质、便捷、安全的医疗服务

持续改进医疗质量，提高医疗技术水平。促进学科发展，提高学科影响力。中山医院促进多学科合作，以病人为中心，推进多学科协作诊疗门诊（MDT）的发展，已开设MDT门诊34个；推进MDT的远程医疗会诊，与11家区域医疗协作体和医疗机构开展定期远程MDT和培训。推进123个临床亚专科建设，逐步规范管理，促进专科发展。鼓励开展临床新技术。推进医院无纸化办公进程，全面取消手写病历。推进住院病人放射检查报告无纸化以及心电检测无纸化进程。进一步提高手术相关工作的规范性，推进病种管理，加强疾病传报管理工作。梳理和规范各科手术名称、ICD编码、医保代码和收费编码等配对关联工作。设置院内部分疾病电子化报卡，建设中山医院疾病联系报告查询系统。加强医疗安全意识与风险防范意识。完成重大风险手术的术前告知公证，组织个性化医疗安全培训。积极推进临床路径工作。加强耗材管理，制定规范制度和流程。开展合理用药专项工作，进一步降低医院总体药占比。加强抗菌药物临床使用管理工作，进行专项培训与考核。开展医疗质量“院内督查月”活动，职能部门组成督查组现场督查，开展手术期安全督查、合理用药专项督查、危重孕产妇专项督查等。

强化护理质量和安全管理引领作用。开展静脉血栓栓塞症、心理评估等多个学科合作项目，提高护理质量。12个全国通用护理质量敏感指标明显优于其他地区。连续5年获“上海市护理质量改善成果奖”“首届护理质量改善成果推广奖”和“国际护理技能大赛一等奖”。

提高服务品质，改善患者就医体验，积极探索分级诊疗新模式。医院始终瞄准国内外医学前沿，创新进取，促进医疗技术水平全方位提升。通过设立临床新技术应用推广奖、创新基金等建立创新机制，建立“院士、劳模工作室”，形成创新团队。充分利用综合医疗优势，加强临床医学中心建设，并组建医教研一体的诊疗中心，推进亚专科建设，实行多学科的合作，积极开展高、精、尖诊疗技术。创造了一项项的首例：首例机器人辅助冠状动脉搭桥手术、亚洲首例成人肝心联合移植、世界首例胆囊鳞状细胞癌的放射治疗、国际首例肠癌肺转移微创同步切除术……各学科均形成了自身的特色优势，在专业学科领域取得蜚声中外的成就，制定了多项“中山标准”。比如，适合我国国情的肝癌肝移植适应症——“上海复旦标准”。内镜中心的创新机制，更是创造了世界内镜的“中山标准”，多项国际的首创技术：国际首创内镜下消化道黏膜下肿瘤切除术、国际首创内镜经黏膜下“隧道”肿瘤切除术、国际上首次开展双镜联合治疗消化道肿瘤等。这些技术吸引了世界顶尖医疗机构的医生前来学习，获得了国际的认可。多学科诊疗模式的探索，更是解决涉及多学科的患者或疑难杂症患者就医难的问题。

进一步调整空间布局，改善就医体验。优化就诊流程，完善门诊急救制度，形成了一套覆盖全、完整高效、无缝衔接的门诊急救体系，有效保障患者生命安全。继续推进分级诊疗，与上海市徐汇区、闵行区建立了双向转诊专线，两区所辖的社区卫生中心和社区医生均可通过专线直接转诊预约患者至中山医院。除做好会诊工作外，医院以慢性病为抓手开展医联体内慢病管理平台的探索和研究，推进医联体落到实处。推广专科专病门诊，制作《专科专病手册》，发放至医联体内的社区医生，帮助他们为患者提供更加清晰、准确的就医方向，促进医疗资源的高效利用。

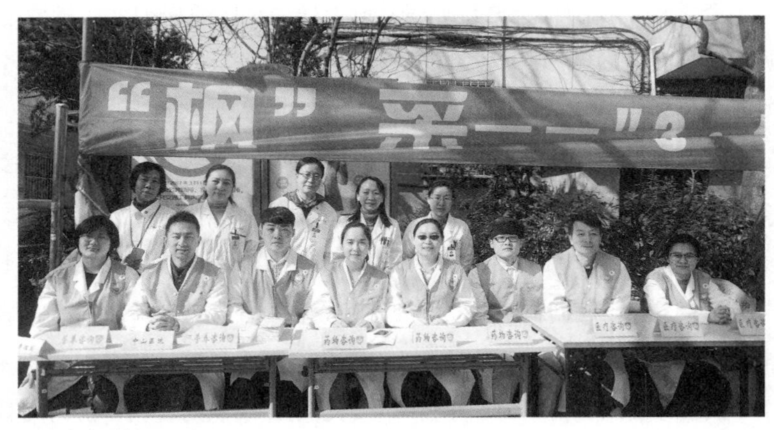

志愿者街道社区服务

（四）完善制度文化，保证工作有序运行

制度反映文化，医院的制度关系到医院内部、外部人与人的关系是否协调，工作秩序是否保持正常。先进的医院制度是优秀医院文化的结晶，它渗透于医院管理的各个方面和全过程。医院加强制度建设，建设完善长效管理机制，经过多年的实践和经验的积累，基本形成了较为完整的中山医院廉政建设规章制度。同时，针对新的形势和情况，医院对相关制度及时修订和补充，做到有章可循。在《中山医院廉政建设以及规章制度汇编》基础上，先后修订《中山医院落实“三重一大”制度的规定（试行）》等制度。加强和完善涉及医患关系维护、创造变革、协调与整合方面的制度。医患关系维护方面，如接待和处理投诉制度，医疗保险机构沟通制度等。创造变革方面，临床适宜新技术开发和转化制度，卫生政策分析研究制度等。协调与整合方面，跨部门例会制度，信息共享制度等。及时修订医院规章制度，推进医院规范化和制度化建设，为医院文化管理奠定基石。医院员工牢固树立制度治院、按章办事的原则，各项工作有章可循，各级各类人员岗位职责和分工明确，员工都能养成依制度办事、按“规矩”办事的习惯和自觉，避免推诿扯皮，倡导廉洁自律文化，追求勤勉、求真、务实，保证了各项工作规范、有序、高效落实。

（五）明确目标激励，持续文化创新

现代医院的管理体系要求传统的人事行政模式向策略型人力资源管理模式转变，从以“事”为中心转变为以“人”为中心。医院根据发展战略设立相应的目标考核法来激励员工。具体做法是采取“绩效考核法”，以医疗质量、科研、教学、医保执行情况、病人满意度为考核目标，设置不同的权重，并且每年根据医院工作重点适当调整权重，年初公布考核目标方法和年末依此考核，使员工的个人利益与医院的发展战略紧密结合。进入21世纪以来，中山医院贯彻了“病人多看一点，服务态度好一点，质量高一点，医疗纠纷少一点”的基本要求，全院员工在工作中追求人生的价值，体验职业荣誉感和尊严。全院员工工作积极性普遍高涨，精神面貌焕然一新。

在公立医院改革过程中，医院文化应该起到强有力的保证作用和服务作用。公立医院改革的目的是保持社会公益性和提高医疗服务效率。经过80多年的发展，中山医院保持着与生俱来的公益性的灵魂，形成了自己独特的中山文化，并坚持以病人为中心，让病人感受“温情”；以员工为本，为员工提供“温暖”；以社会为本，向社会传递“温度”。医院还将进一步传承和发扬优秀的医院文化传统，为建设国内一流国际知名的现代化创新型综合性医院而不懈努力。

中山医院通过提升公立医院文化建设，增强员工的凝聚力、向心力和归属感，使全院员工同舟共济，开拓创新，砥砺奋进，为推动医院新一轮的改革和发展打下了良好的基础。“以不息为体，以日新为道”，中山医院将以院庆为新的起点，开启新的征程，不忘初心，继续前行，高质量地完成各项任务，做好医教研管理工作。

（张宁萍　杨　震　李　耘）

第四章　山东大学齐鲁医院文化建设实践

文化建设是凝心聚力的铸魂工程，长期以来，山东大学齐鲁医院坚持以社会主义核心价值观统领医院文化建设，传承“医道从德，术业求精”的院训精神，弘扬“和谐、友善、勤奋、进取”的院风，强化教育引导和实践养成，筑牢齐鲁精神和齐鲁文化的思想基石，打造“同一个齐鲁，同一种文化，同一个精神家园”，引领凝聚全体齐鲁人积极投身“国际知名、国内一流高水平医院”建设，争创国家医学中心。讲述好齐鲁故事，传播好齐鲁声音，塑造好齐鲁形象，不断提升医院的影响力和美誉度。

第一节　对文化的基本认知

一、文化是一个单位的特定“基因”和“表型”

“基因”是生命科学中的一个术语，储存着生命的种族、血型、生长、凋亡等过程的全部信息。“表型”则是生命科学中的另一个术语，是指具有特定基因型的个体，在一定的环境条件下表现出的性状特征总和。人类文化的一个突出特点就是差异性，处在不同地域的医院在办院理念、办院传统方面是有差异的，这也就奠定了根植在不同沃土上的医院文化的多样性和差异性。这种多样性和差异性构成一个单位文化的特定“基因”和“表型”。

二、医院文化的特质

（一）道德是医院文化的基础

世界知名的高水平医院，首先应该是受人尊重的医院，要受人尊重，就要有道德。医有医德，师有师德，医院抛弃了道德，不会受人尊重。

（二）创新是医院文化的核心

创新性是医院文化的核心，医院创新力是区分医院层次的重要尺度。创新是一种思想体系，文化创新是其中的重要方面。除了文化的创新，学术创新是高层次医院的重要标志。

（三）收藏是医院文化建设的基础

医院有自己的图书馆、有现代信息技术支撑的网络服务平台，很多医院还有自己的医学陈列馆、博物馆，这些沉淀下来的文化藏品、文化载体代表着一所医院的品位和追求。

（四）包容是促进和改善医疗环境、和谐医患关系的重要保障

医疗服务要有包容性，同事之间、患者之间的包容非常重要，很多医疗纠纷升级，团队内部的不和谐，与缺乏理解和包容有很大关系。医疗纠纷处置，也体现着医院的文化价值观。

第二节　文化源头及内涵

一、源头

“文化”既是一种社会现象，又是一种历史现象；既是人们长期创造的产物，又是社会历史的积淀物。齐鲁医院的文化起源可以追溯到140年前。

山东大学齐鲁医院脱胎于西方基督教医学传教士开办的教会医院。19世纪60年代初，包括美国的长老会、英国浸礼会在内的12个教会组织在山东各地开办了28所医院，其中，美国长老会1878年在登州（今蓬莱）开办的登州长老会医院和同年在济南开办的“文璧医院”是齐鲁医院文化的两个主要源头。医院先后更名为济南华美医院、济南共合医院、济南齐鲁医院、山东省立第二医院、山东医学院附属医院、山东医科大学附属医院。2000年10月正式更名为山东大学齐鲁医院。

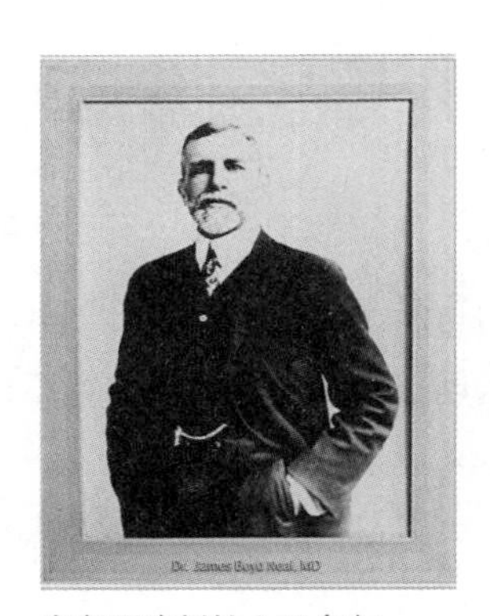

齐鲁医院创始人聂会东

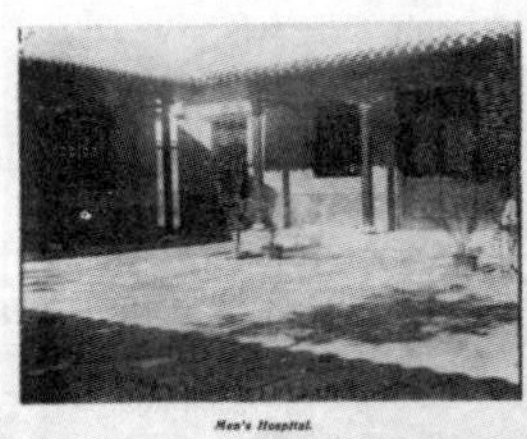

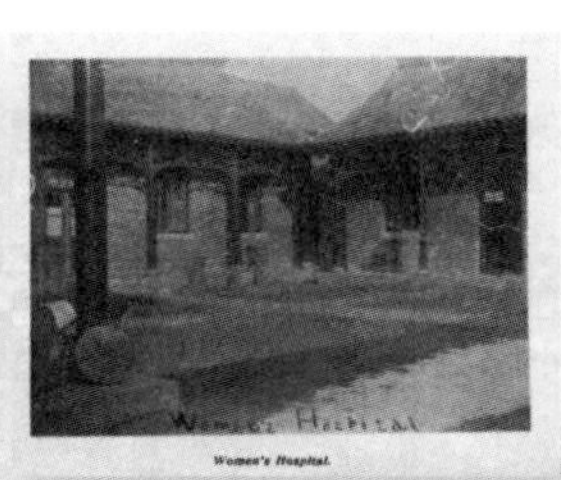

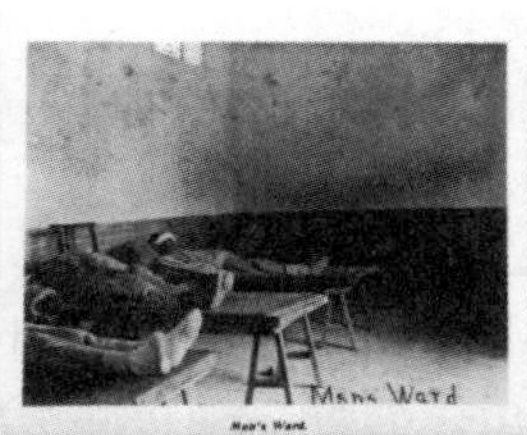

济南华美医院院貌

二、内涵

经过百余年的岁月积淀，西方基督教传统的“博爱思想”、中国儒家文化的“仁爱之心”和东西方共同倡导的“博施济众”的人文观念成为真正能够体现山东大学齐鲁医院（以下简称：齐鲁医院）文化精髓的三种基本元素。

（一）心系天下的家国情怀

在百余年的历史长河中，齐鲁医院人始终秉承自身的责任与担当，与祖国和民族同呼吸共命运，在民族危难之际，在生死存亡之时，在援外、援疆、援藏、抗洪救灾、抗震救灾、抗击疾病疫情等关键时刻，齐鲁医院人总是第一时间冲在第一线，战斗在第一现场，用精湛过硬的技术，捍卫人民的生命健康。

1. 消灭鼠疫泽被黎庶

1911—1912年，东三省鼠疫大流行，疫情波及山东，当时还叫济南共合医院的医护职工不顾个人安危，全力投入抗击疫情的工作中，为最终消灭疫情做出了很大贡献。时任济南共合医院院长的聂会东因在拯救生命和控制疫情上做出的贡献，被当时的清王朝授予“仓廪”（the order of “Garnered Grain”）勋章。

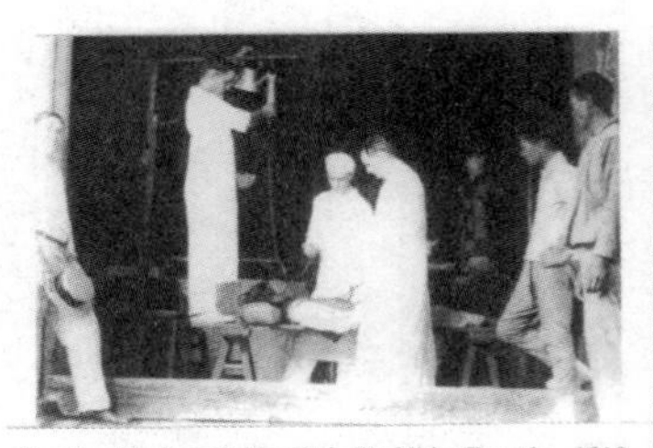

1919年，鲁中地区发生严重的霍乱疫情，齐鲁医院组建医疗队深入疫区诊治。这是医疗队在一个佛教寺庙里设立的临时诊疗点

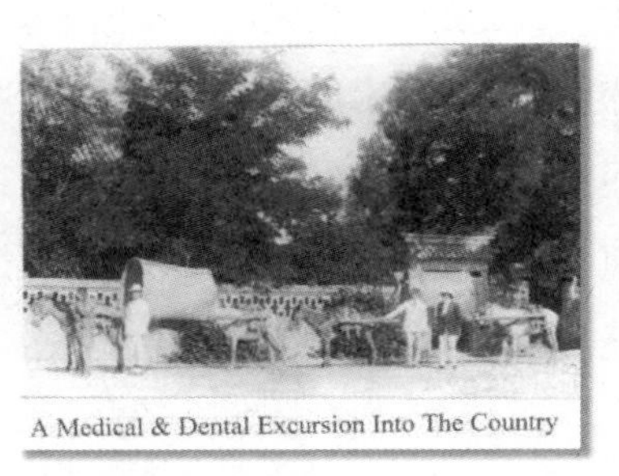

1918年，齐鲁医院时任院长巴慕德（Harold. Balme）带队下乡巡诊

2．驱逐倭寇还我河山

抗日战争时期，齐鲁医院人经历了生死考验，谱写了一部自强不息、携医报国的抗日战争史，为中华民族的浴火重生做出了巨大贡献。

齐鲁医院的金茂岳在抗日战争期间，加入中国红十字会抗战救护队第23医疗队，后为延安中央医院的妇产科主任，毛泽东、朱德和周恩来曾先后为金茂岳题词留念。

1934年毕业后留校任齐鲁医院妇产科医师的魏一斋，在抗日战争爆发后到安徽巢县普仁医院工作。1938年春，他参加了共产党领导的抗日救国团体，在此期间，他帮助新四军一批伤病员其中包括李先念等同志到普仁医院住院治疗，后到八路军武汉办事处工作。1938年9月他到达延安，历任中央卫生部直属卫生所医务主任，八路军医院医务主任，中央医院医务主任、院长。

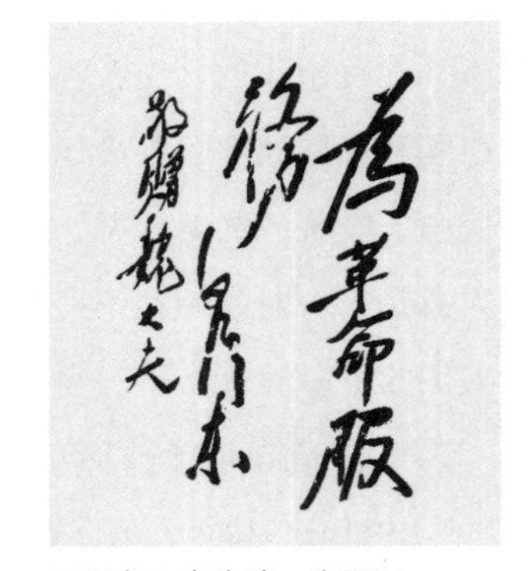

毛泽东主席为魏一斋题词

齐鲁大学医学院毕业、中国红十字会抗战救护队第72医疗队队长朱伯寅，于1938年8月4日到中国红十字会总会救护大队工作，专门负责救治重伤人员。朱伯寅每天都要做很多台手术，术后还要不分日夜地巡查伤员术后情况并作及时处理。由于朱伯寅工作认真负责，对伤员既细心又有爱心，得到伤病员的爱戴，1944年1月受到嘉奖。

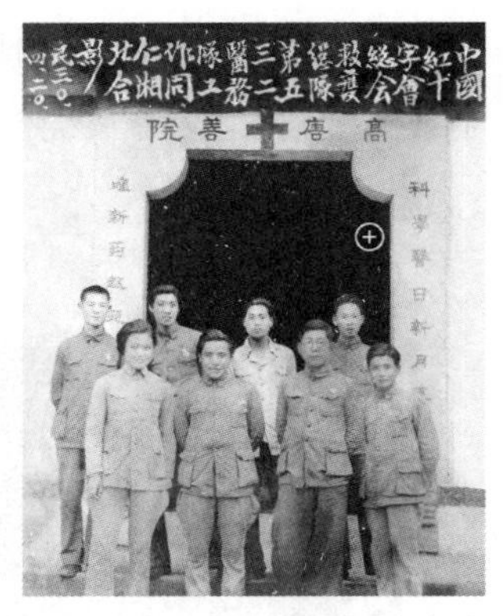

朱伯寅参加中国红十字会总会救护大队工作时的留影

1937年“七七事变”爆发时，英国浸礼会在鲁传教士、医学博士，曾任齐鲁医院代理院长的希荣德正在周村复育医院工作，他立即投入救治中国军队伤病员工作之中。日军兵临其所在的周村城下，希荣德将生死置之度外，仍坚持在手术台上。1938年1—2月，希荣德和复育医院同仁为受伤官兵做了80多台手术。后日军占领医院驻地，把希荣德夫妇关进上海盟国侨民集中营，苦役、饥饿、瘟疫、殴打、恐怖，伴随他们度过了900多个日日夜夜。

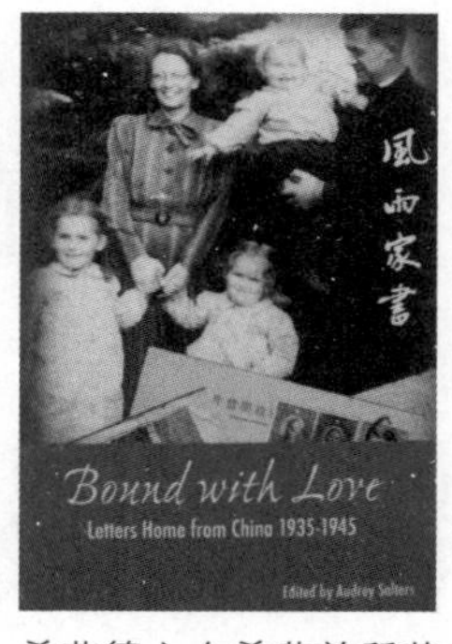

希荣德之女希茹兰所著《风雨家书》封面

在1931年“九一八事变”后，日本侵略者吞并东北又入侵华北。中国病理学的奠基者，时任齐鲁医院病理科主任的侯宝璋，立即组织战地救护医疗队，自告奋勇、不顾危险亲自奔赴喜峰口等战区，救治伤病人员支援军民抗日工作。“七七事变”后，侯宝璋与其他同事转移到四川成都，在艰苦的环境下，侯宝璋在四川华西医院建立了病理学实验室，培养病理学家，有力地支援了大后方的抗日战争救护工作。

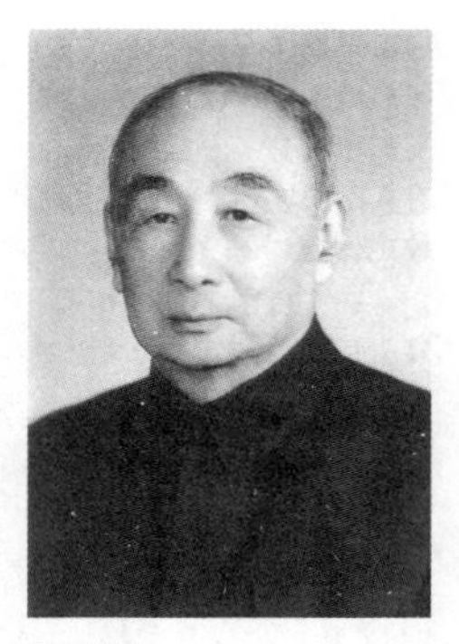

侯宝璋

3．抗美援朝保家卫国

自1951年至1953年，齐鲁医院先后5次组织抗美援朝医疗队，分赴国内各地的后方医院和朝鲜前线救治志愿军伤病员。

4．抗震医疗救援队

在1976年唐山大地震中，齐鲁医院医疗队员就曾战斗在第一现场。齐鲁医院组建了以李汇川、徐巨林为队长的一行16人抗震救灾医疗队奔赴唐山抢救受伤灾民，同时完成接收唐山地震重伤员95名的抢救治疗任务。

2008年汶川地震中，齐鲁医院先后组建了3批医疗救援队共13人，奔赴四川抗震救灾一线。医疗救援队队员冒着生与死的严峻考验，先后在都江堰、绵阳、平武、眉山、青川等地留下奋力施救的身影。与此同时，在后方的齐鲁医院全院职工也心系灾区，在医院内掀起捐款热潮，仅一天时间就募集捐款近87万元，在献血地点排队等候的也有很多职工。

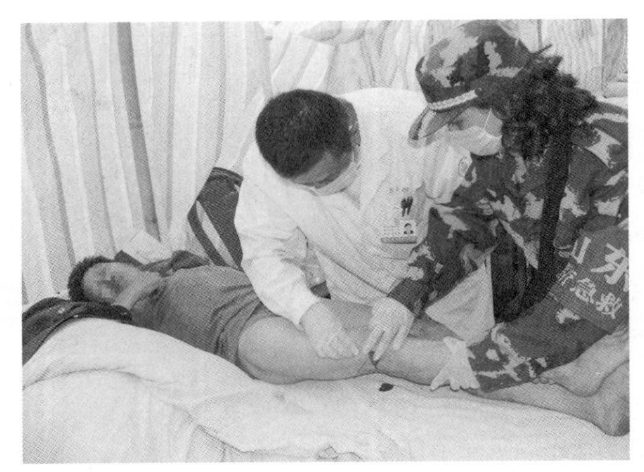

齐鲁医院抗震救灾医疗队员正在为伤员进行骨牵引

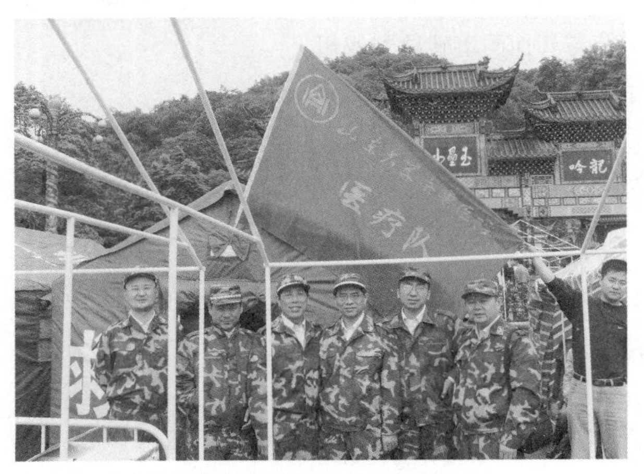

汶川地震中齐鲁医院首批奔赴震区的医疗队员

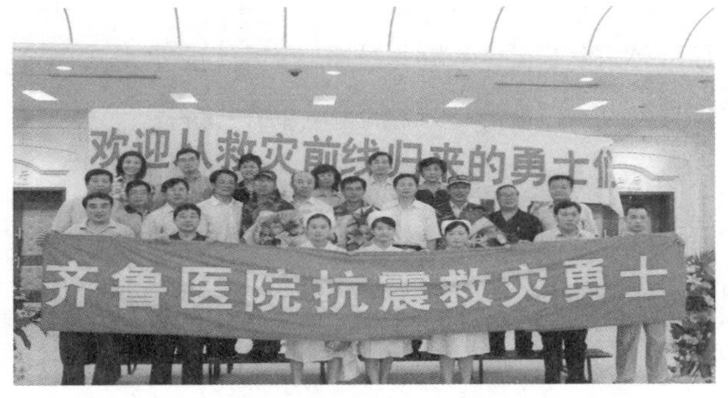

齐鲁医院参与汶川地震的医疗队员圆满完成任务返回济南

5. 抗洪救灾医疗队

1998年，我国长江与嫩江流域相继发生百年不遇的特大洪水，给当地人民生命财产造成了巨大损害。洪灾发生后，齐鲁医院全院职工踊跃投入到抗洪救灾工作中去，全院捐款总额达80余万元，捐献衣物5 390件。同时，向江西灾区派出医疗队，出色地完成了救治任务，现场受到时任中共中央总书记江泽民同志的亲切看望。

6. 突发公共卫生事件应急医疗队

医院积极参与抗击“非典”、甲型H1N1流感、“菏泽手足口病”患儿救治等公共卫生事件。

2003年4月28日，正在“非典”肆虐之际，山东大学接到教育部的紧急通知：“立即派一支思想技术过硬、医德医风高尚的骨干医疗小组赴京执行抗击‘非典’任务。”而这支驻在中央党校抗击“非典”的医疗组不畏险阻，始终奋战在抗击“非典”的第一线，取得了巨大的成绩。时任中央党校常务副校长的虞云耀在接见齐鲁医院医疗小组时也激动地说：“你们在这个非常的时期、非常的时刻，来到北京，来到中央党校，代表着山东人民对首都人民的深情厚谊，你们是友谊的使者，更是真心英雄！”

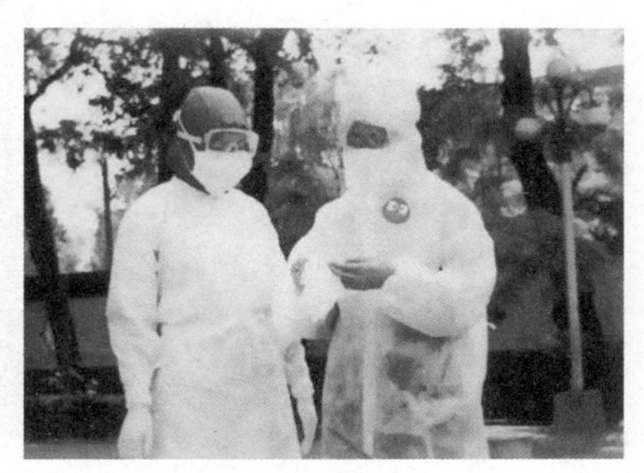

2003年齐鲁医院人抗击“非典”

7. 援外、援边展大爱

齐鲁医院在援外、援疆、援藏等方面做了大量工作。每年医院都组织大量专家深入贫困老区开展义诊，为当地农民免费送医送药；选派副高级以上职称的优秀医生，赴新疆维吾尔自治区开展卫生援疆工作等。

山东省自1968年以来开始对坦桑尼亚、塞舌尔等非洲国家的医疗技术进行支援工作，50余年来齐鲁医院派出了大批的专家医生远赴非洲参加援助医疗队，把自己的爱心带出了国界，将自己辛勤的汗水洒在了异国的土地上，浇灌着中非人民之间的友谊。

医院的公益活动时刻诠释着医院百余年来“博施济众”的人文情怀，受到社会高度评价和人民群众的热烈欢迎。

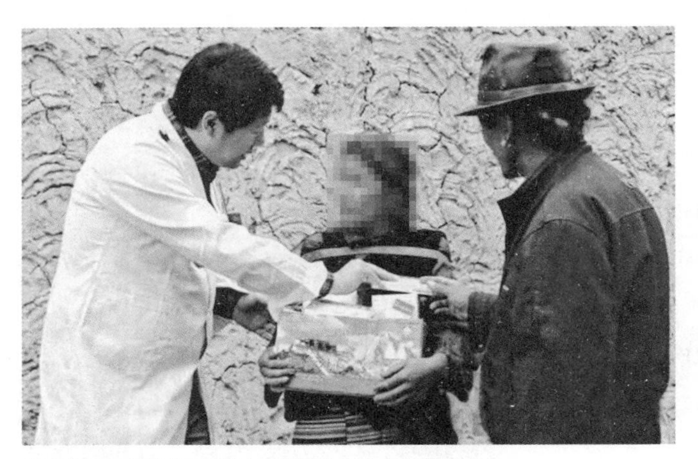

齐鲁医院神经内科教授深入藏族地区进行援助医疗

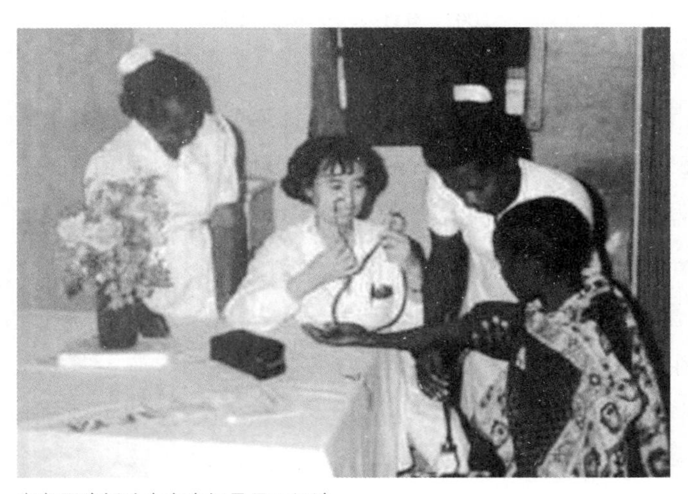

齐鲁医院援外专家在坦桑尼亚门诊

（二）广智求真，敢为人先的探索和首创精神

“创新是一个民族进步的灵魂，是一个国家兴旺发达的不竭动力，也是一个政党永葆生机的源泉。”医疗卫生事业的发展同样需要创新。齐鲁医院百余年的发展史就是一部不断创新的历史。广智求真，敢为人先成为齐鲁医院的文化基因。

在百年齐鲁医院的发展历史上，有着众多的国内首创、国际领先，齐鲁医院对山东乃至中国医学的发展做出了很多贡献。回顾齐鲁医院百余年的发展历程，不难发现，这些“首创精神”正是医院发展壮大、优秀成果喷涌不息的源泉。

1921年，于复新发明诊断梅毒新方法“环状沉淀试验”。

1930年，尤家骏在国内率先做头颅浅部霉菌的分类和鉴别。

1934年，侯宝璋编著中国第一部病理学专著《实用病理组织学》。

1942年，郎健寰、孙鸿泉成功进行了国内首例全喉切除术，并开国内食管发音先河。

1947年，赵常林在国内领先开展麦氏截骨术治疗股骨颈骨折、用肌腱移位术治疗婴儿瘫后后遗症。

1950年，于伟良在国内最早报告新生儿Rh问题及换血术。

1951年，尤家骏在我国首次发现并报告黄色酿母菌，并首创用硫酸铜、碘剂治疗该病。

1953年，张振湘成功摘除了当时世界上最大双侧肾结石（共重3 250克），术后病人恢复了劳动能力。

1958年，青年医师杨仁中创制了中国人工喉，建立了中国第一个语言康复基地。

1958年，江森对子宫颈癌根治术术式进行了改进，并首创腹外淋巴清扫术。

1975年，王天铎在国内成功实施首例“全喉切除再造术”。

1978年，孙涌泉首创“改良腭裂手术——腭咽环扎术”，大大降低腭裂术后复发几率。

1984年，张运首先在国际上提出应用多普勒超声心动技术定量诊断瓣膜性心脏病的4个全新模式和计算公式。

1991年，小儿内科沈柏均成功完成世界首例异基因无关供体脐带造血干细胞移植。

1994年，小儿外科和普外科协作，成功完成我国首例小儿电视腹腔镜脾切除术。

1999年，由心外科宋惠民主刀的省内首例原位同种异体心脏移植手术获得成功。

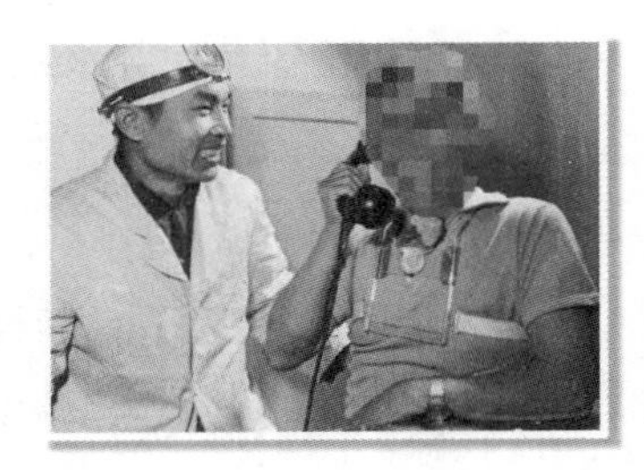

1958年，青年医师杨仁中创制了中国人工喉，建立了中国第一个语言康复基地

2001年，周瑞海发现人心、脑特异表达新基因。

2004年，国内年龄最大“换心人”在齐鲁医院手术成功获得新生。

2005年，国内首家心脏远程监护中心在齐鲁医院开诊。

2006年，成功实施自体骨髓干细胞移植治疗糖尿病，开创了我国糖尿病治疗的新途径。

2008年，普外科胡三元和他的团队成功完成我国首例NOTES动物实验。

2009年，肝胆外科牛军完成世界首组经自然腔道内镜甲状腺切除术动物实验。

（三）博施济众、仁心仁术的人文理念

儒家经典《论语·雍也》曰：“如有博施于民而能济众，何如？可谓仁乎？”齐鲁医院诞生成长于齐鲁大地、孔孟之乡。中国儒家文化的“仁爱之心”和东西方共同倡导的“博施济众”的人文观念在具有中西双重文化底蕴的山东大学齐鲁医院身上成为真正能够体现其文化精髓的基本元素。

“博施济众”——这四个大字醒目地镌刻在20世纪30年代中期建成的医院门诊病房楼（现博施楼）的奠基石上，这是齐鲁医院展示其文化传有序、融于心、践于行的最好证明。

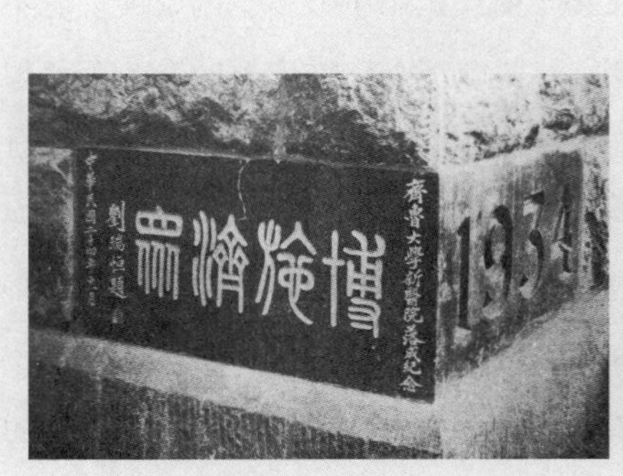

“博施济众”奠基石

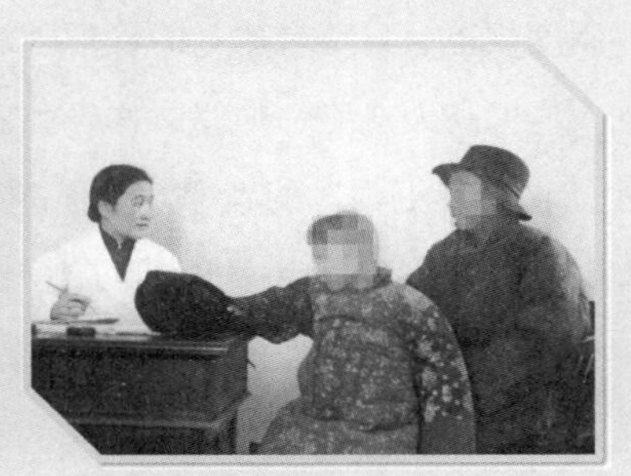

20世纪30年代，齐鲁医院社会工作者与家境贫寒的患者及家属交流谈心，并减免其医疗费用

20世纪30年代，医院还提出了“疾病之治疗，科学之研究，医护之训练”的办院目标，同时针对医护个体制定了“同情、和善、礼貌”的行为规范，而今，又具化为“儒雅、谦和、严谨、自信、悲悯”的个体文化素养。

第三节　医院文化建设的内容与具体实践

一、科学管理，规范运行，夯实文化建设之基

文化建设的主体构架是制度建设，制度化管理是现代管理的基石，管理的核心在于理念。齐鲁医院早在10年前便提出了一整套的发展理念："制度规范、自尊自律"的管理理念，"博施济众，仁爱至诚"的运营理念，"提高大众生命质量，构筑患者健康家园"的服务理念，"居高者自远，业大者更强"的竞争理念。这些不同理念的共通之处在于"以人为本"的服务态度，而这也是医院管理理念的核心。此外，医院文化建设必须要建立在医院管理规范、运行良好的基础之上。

规范的制度是文化建设实施的有效保障。齐鲁医院把"以人为本"的管理理念渗透到了制度文化建设当中。围绕着医院文化建设工作，医院成立了文化建设委员会，主要对全院的文化建设进行总体全面的把握。

在制度建设上，医院制定了《医院改革管理办法及实施意见》和《岗位责任制管理办法》，明确各科室及医务人员个人的工作数量、质量、效益等。以此为支柱，医院对既有制度进行了全面修订增补，形成了一套较完整的《医院管理制度》，分医疗、护理、门诊、行政、药品使用等5大分册，搭建起了适行合理的制度管理文化体系。医院还编制了《山东大学齐鲁医院职工文化手册》，进一步规范医院职工的行为。

在制度的执行上，医院分别把不同科室的制度和工作职责做成宣传展板悬挂于科室墙面，作为强化制度与职责的手段，以及医务人员入职工作的指南及行为的准则。为了将制度层层落实，医院成立了专家检查组，每周对多个临床科室进行抽查和不定期大规模全面检查，检查结果以医疗质

量简报的形式向全院通报；各科室建立以科主任领衔、分工明确的医疗质量控制小组，形成一个上下呼应的严密质控网络。在此基础上，医院又重新修订了《医务人员医德考评细则》，进一步明确了医德评分标准，重新建立了全院医务人员个人医德档案，对医务人员的医德行为进行全面的考评，考评结果记录在个人档案。通过多年来一以贯之的坚持，目前全院职工养成了自觉遵章守纪，力争在岗位建功立业的良好风气，升华了制度文化的内涵。

二、拓展思路，创建品牌，营造建设文化之势

在医疗市场日趋同质化的今天，齐鲁医院在具有高质量的医疗技术的前提下，逐步将竞争的重点转向先进医院文化的建设和服务品牌的创建上，以此推动医院的可持续发展。因此，齐鲁医院的文化建设通过有效的宣传，实现了医院文化的导向功能、凝聚功能和塑造功能。

（一）发挥舆论宣传作用，内聚人心，外树形象

医院文化的传播离不开宣传载体，宣传载体为医院文化的传播提供了平台。医院通过多种宣传途径，对内传播医院的文化理念、核心价值观，对外展示医院的精神文化成果、宣传医院的医教研成绩、介绍医院的便民惠民措施，从而扩大医院的品牌影响范围，塑造医院良好的公众形象。有五大措施：

一是创办医院院报。定期出版的院报，报道医院重大活动，刊发医学科普知识，开辟职工间沟通、部门间沟通和医患沟通平台，传播医院文化。

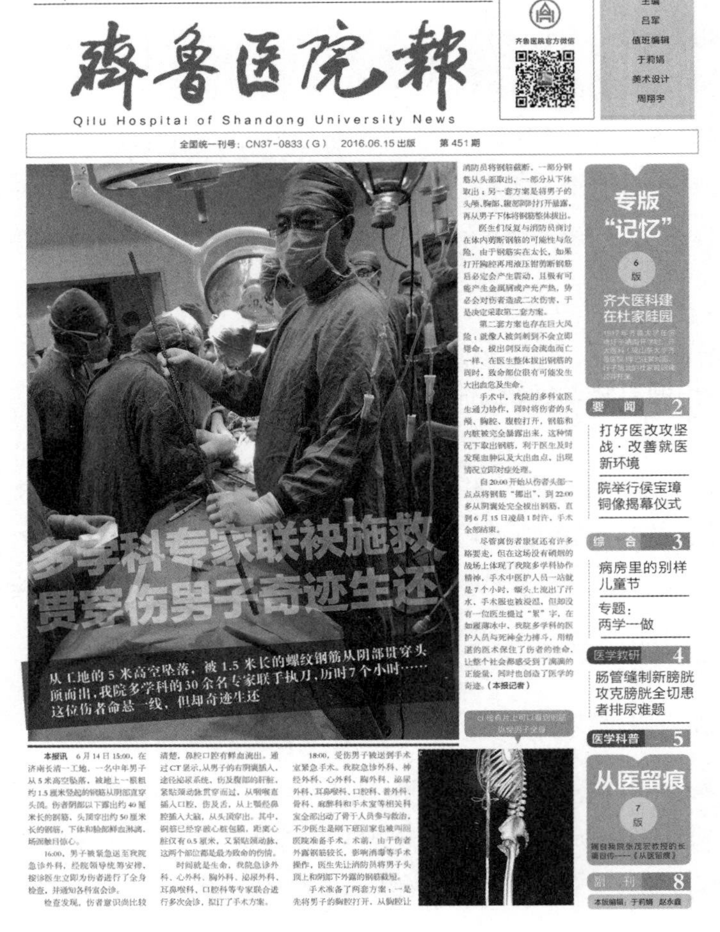

山东大学　WWW.QILUHOSPITAL.COM　山东大学齐鲁医院主办

齐鲁医院报

Qilu Hospital of Shandong University News

全国统一刊号：CN37-0833（G）　2016.06.15 出版　第 451 期

主编　吕军
值班编辑　于莉娟
美术设计　周翔宇

多学科专家联袂施救 贯穿伤男子奇迹生还

从工地的 5 米高空坠落，被 1.5 米长的螺纹钢筋从阴部贯穿头顶而出，我院多学科的 30 余名专家联手执刀，历时 7 个小时……这位伤者命悬一线，但却奇迹生还

本报讯　6 月 14 日 15:00，在济南长清一工地，一名中年男子从 5 米高空坠落，被地上一根粗约 1.5 厘米竖起的钢筋从阴部直穿头顶。伤者阴部以下露出约 40 厘米长的钢筋，头顶穿出约 50 厘米长的钢筋，下体和脸部鲜血淋漓，场面触目惊心。

16:00，男子被紧急送至我院急诊外科，经院领导统筹安排，接诊医生立即为伤者进行了全身检查，并通知各科室会诊。

检查发现，伤者意识尚比较清楚，鼻腔口腔有鲜血流出。通过 CT 显示，从男子的右阴囊插入，途径泌尿系统，伤及腹部的肝脏，紧贴颈动脉贯穿而过，从咽喉直插入口腔，伤及舌，从上颚经鼻腔插入大脑，从头顶穿出。其中，钢筋已经穿破心脏包膜，距离心脏仅有 0.5 厘米，又紧贴颈动脉，这两个部位都是最为致命的伤情。

时间就是生命，我院急诊外科、心外科、胸外科、泌尿外科、耳鼻喉科、口腔科等专家联合进行多次会诊，拟订了手术方案。

18:00，受伤男子被送到手术室紧急手术。我院急诊外科、神经外科、心外科、胸外科、泌尿外科、耳鼻喉科、口腔科、普外科、骨科、麻醉科和手术室等相关科室全部出动了骨干人员参与救治，不少医生是刚下班回家也被叫回医院准备手术。术前，由于伤者外露钢筋较长，影响消毒等手术操作，医生先让消防员将男子头顶上和阴部下外露的钢筋截短。

手术准备了两套方案：一是先将男子的胸腔打开，从胸腔让消防员将钢筋截断，一部分钢筋从头部取出，一部分从下体取出；另一套方案是将男子的头颅、胸部、腹部同时打开暴露，再从男子下体将钢筋整体拔出。

医生们反复与消防员商讨在体内剪断钢筋的可能性与危险，由于钢筋实在太长，如果打开胸腔再用液压钳剪断钢筋后必定会产生震动，且极有可能产生金属屑或产光产热，势必会对伤者造成二次伤害，于是决定采取第二套方案。

第二套方案也存在巨大风险：就像人被剑刺到不会立即毙命，拔出剑反而会流血而亡一样，在医生整体拔出钢筋的同时，致命部位很有可能发生大出血危及生命。

手术中，我院的多科室医生通力协作，同时将伤者的头颅、胸腔、腹腔打开，钢筋和内脏被完全暴露出来，这种情况下取出钢筋，利于医生及时发现血肿以及大出血点，出现情况立即对症处理。

自 20:00 开始从伤者头部一点点将钢筋“挪出”，到 22:00 多从阴囊处完全拔出钢筋，直到 6 月 15 日凌晨 1 时许，手术全部结束。

尽管离伤者康复还有许多路要走，但在这场没有硝烟的战场上体现了我院多学科协作精神，手术中医护人员一站就是 7 个小时，额头上流出了汗水，手术服也被浸湿，但却没有一位医生提过“累”字，在如履薄冰中，我院多学科的医护人员与死神全力搏斗，用精湛的医术保住了伤者的性命，让整个社会都感受到了满满的正能量，同时也创造了医学的奇迹。（本报记者）

专版“记忆”　6 版
齐大医科建在杜家畦园

要闻　2
打好医改攻坚战·改善就医新环境
院举行侯宝璋铜像揭幕仪式

综合　3
病房里的别样儿童节
专题：两学一做

医学教研　4
肠管缝制新膀胱攻克膀胱全切患者排尿难题

医学科普　5

从医留痕　7 版
摘自我院张茂宏教授的长篇自传——《从医留痕》

副刊　8

本版编辑：于莉娟　赵永鑫

《齐鲁医院报》

二是建设医院网站。利用医院网站及时更新医院信息动态，为公众提供了解医院的平台，同时为公众提供就医指南，方便群众就医。

三是制作宣传手册、展板、电子显示屏。编印各类疾病预防、健康教育等宣传手册，在院内设置宣传展板和电子显示屏，定期更新宣传内容，通过宣传手册的发放和展板、电子显示屏的制作全面加强医院的宣传，加深公众对医院的认识。

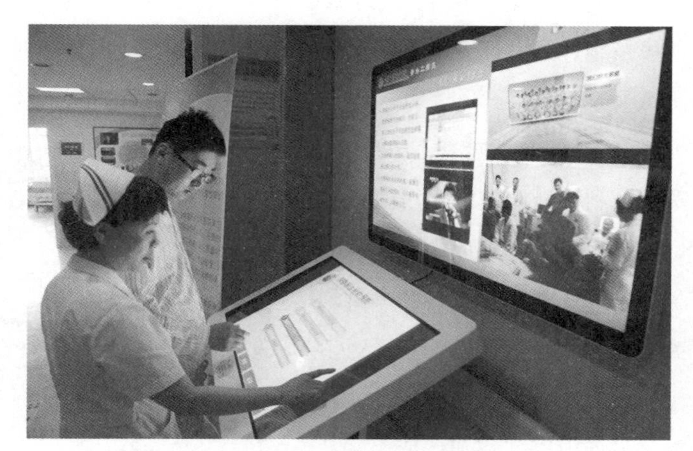

门诊、病房、办公区均设有LED显示屏和电子显示屏

四是加强与新闻媒体的沟通。加强与电台、电视台、报纸、网站等新闻媒体的沟通联系，及时报道医院的大型活动、先进典型等，利用新闻媒体的强势效应，吸引公众的眼球，传播医院文化，提高医院的品牌影响力。

五是加强宣传队伍建设，增强医院文化传播力量。齐鲁医院通过建立一支专业精、业务强、作风硬、效率高的宣传队伍，进一步推进医院宣传工作的标准化、规范化、科学化，从而保证医院宣传工作的作用得以充分地发挥。与此同时，医院还组建了较为规范的通讯员队伍，通过组织培训、业务指导、优秀作品评选等形式逐步加强通讯员的业务能力素质。

（二）充分利用新媒体，构建“两微一报一网”的宣传格局

齐鲁医院对外宣传方式不断创新，构建起了“两微一报一网”的宣传格局。2014年起正式开通医院官方微信公共平台、医院官方微博，利用原有的医院网站和院报，共同构建“两微一报一网”的宣传格局，让职工足不出户就可以了解医院发生的新闻事件和信息，让群众通过新媒体全面了

解医院动态，扩大医院影响力。通过微信设微导诊、在线预约门诊、微信支付等便民措施，努力打造山东省首家“未来医院”，让患者随时随地享受医院便捷服务。

在开通医院官方微博微信的基础上，医院充分利用新媒体加大医院的宣传力度，策划拍摄了《走近你不了解的手术室》等系列医学科普宣传片，策划拍摄了微电影《我爱男护士》和《医生授服》《护士授帽》等系列专题片，并获山东大学首届校园文化建设成果奖。拍摄了多部视听教材，制作了多媒体课件，其中《胸腔镜下全胸腺切除术》《腹腔镜肾上腺切除术》被人民卫生出版社出版和中华医学音像出版社出版发行，并分别获全国一等奖和山东省二等奖。此外，还与山东卫视共同策划拍摄了以齐鲁医院为背景的《最美产科医生》公益宣传片；与山东卫视公共频道共同策划拍摄纪录片《生死结》，通过蹲点跟拍和访谈的形式记录了齐鲁医院急诊科、心外科、普外科等科室医生的真实工作状态，全面展示了齐鲁医院医务工作者的良好形象。

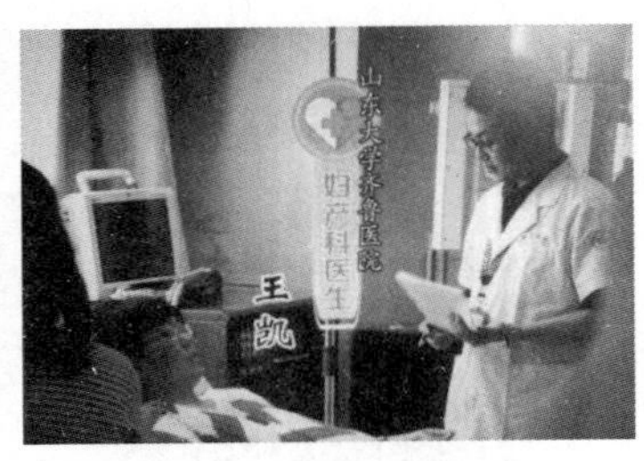

《最美产科医生》公益宣传片

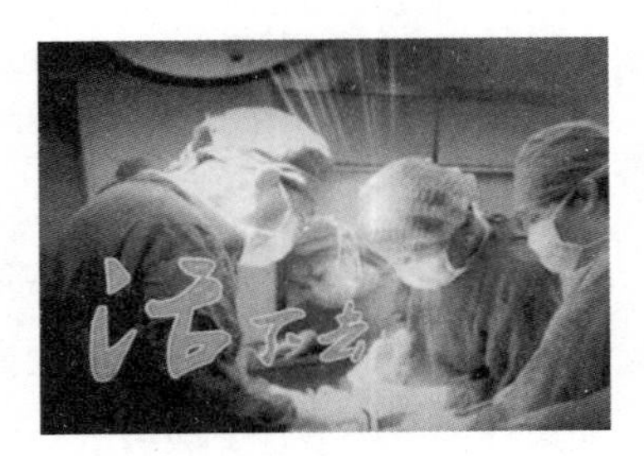
《生死结》剧照

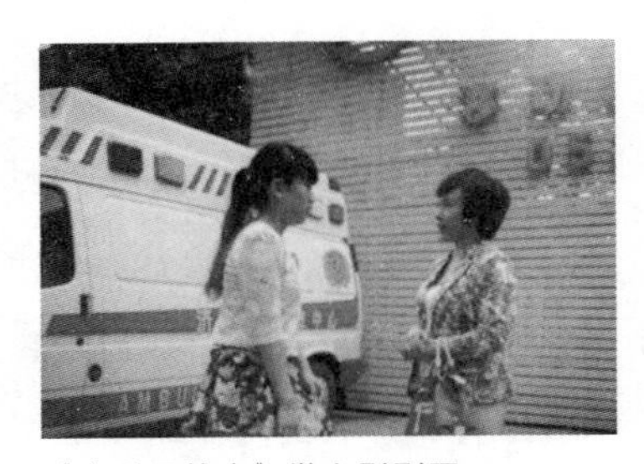
《我爱男护士》微电影剧照

（三）创新对外宣传形式，扩大医院品牌影响力

医院通过对外宣传能够进一步提升医院文化的渗透力。齐鲁医院在医院文化对外传播的实践中，认识到了医院文化建设的优势和不足，并不断

地做出调整，从而使宣传工作更好地适应医院文化建设的需要。

除报纸、网络等对外宣传媒介外，齐鲁医院对外宣传途径不断创新：

一是组织策划各类公益活动。如举办大型义诊、健康讲座，送医送药下乡，“强基工程”，对口扶助贫困地区医疗机构建设，托管基层医院等，以实际的行动承担社会公共责任，增加社会关注度，提升社会美誉度。

二是积极推动医院文化进社区。以齐鲁医院开展的“强基工程”所帮扶的医院为服务平台积极进入社区，贴近群众；通过义诊、主题公益活动、健康咨询、健康宣教等形式帮助群众及时、科学地了解健康知识，增加社区公众对医院的认可度。

三是开展院际间的交流。通过院际之间的交流、互访、学习、借鉴等活动对外宣传医院形象，提高其在行业中的知名度。

四是迈出省区辐射海南，托管贫困地区医院。传播先进文化理念，普佑健康。

（四）丰富宣传教育内容，引导职工观念，提高医院文化的渗透力

健康向上的医院文化，对医院职工的群体意识起着导向、激励、凝聚、约束和辐射作用。大力弘扬医院传统文化，能达到提升境界、规范言行、鼓舞斗志的目的，为技术创新、品牌创造提供一个强有力的“助跑器”。

医院成立了医院文化建设委员会，对全院的文化建设进行总体规划，研究制定了《山东大学齐鲁医院文化建设规划》，明确了医院文化建设的总体方略、建设目标、主要内容、保障措施等。

齐鲁医院特别注重引导职工树立符合社会主义市场经济的共同理想，提高医院文化的渗透力，一方面坚持系统教育，用党的方针、政策和医院发展战略统一职工思想；另一方面，坚持职业道德建设和教育，引导广大职工爱岗敬业和奉献精神，以良好的心态投入医疗服务之中，使广大职工进一步认清形势，明确任务，振奋精神，让医院的发展沿着有序的规律进行。

三、发掘底蕴，描绘愿景，熔铸医院文化之魂

医院精神是医院文化发展的核心与灵魂，充分发掘医院优良传统，能反映出医院职工良好的精神风貌和意志品质，团结和激励全院职工，提高思想道德素质和科学文化素质，推进医院的文明进程，促进医院文化建设的发展，为医院改革发展稳定提供强有力的思想保证、精神动力和智力支持。

（一）引入企业形象识别系统（Corporate Identify System 简称CIS）设计理念，增强医院文化的认同感

文化是一个组织管理理念的综合体现，组织文化是在一个组织中形成的某种文化观念和历史传统。齐鲁医院十分重视自身文化建设，引入了CIS。2008年，历时2年编纂而成的文化建设力作——《山东大学齐鲁医院文化形象识别手册》正式出版，形成了具有权威性、规范性、创新性的文化形象识别手册。

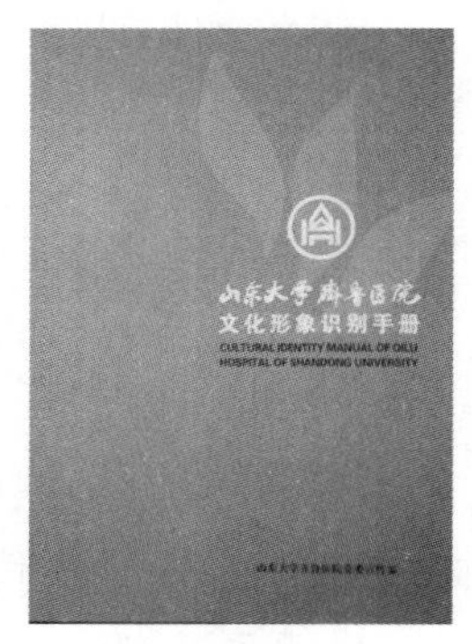

《山东大学齐鲁医院文化形象识别手册》

医院CIS战略，利用《山东大学齐鲁医院文化形象识别手册》从理念识别、行为识别、视觉识别等3个部分概括了齐鲁医院在百年历史发展中所积淀的文化精髓，对多年来形成的医院文化进行了认真梳理和系统总结，将医院的理念和行为形成统一的视觉符号系统进行传播，以塑造个性鲜明、公众认同的医院形象。

在理念上，《山东大学齐鲁医院文化形象识别手册》对医院文化进行深度挖掘，在准确把握医院发展战略定位的基础上，提炼出能够推进医院战略实施的文化核心。如院训“医道从德、术业求精”和在行为识别系统中，对医院各部门、各岗位进行了规范化的要求，将规范化服务、个性化服务与感知化服务有机结合成具有齐鲁医院独特亮点的医疗服务模式；同

时，《山东大学齐鲁医院文化形象识别手册》还对文字、图形、色彩等方面进行规范化标准设计，通过院徽、院服、院歌、服务承诺等视觉标识在不同载体上运用的组合和变化，从而将医院大到户外广告牌，小到1个纸杯、1张处方单，无不以统一、严谨、精致的面貌展现于公众面前，帮助广大患者能够对医院产生最大限度的依赖和信任。

（二）弘扬医院精神，奠定文化建设基石

在实施医院文化建设的战略中，齐鲁医院把理念文化的针对对象——“人”作为定位点，努力实践人本理念，在尊重人、激励人、塑造人的过程中创立医院文化。

齐鲁医院经过多年的努力，编纂完成了医院文化建设力作——《风范》系列书籍、《百年齐鲁医学史话》《领袖与齐鲁医院——春晖》《画说齐鲁》等，医院还邀请出版社编辑出版了山东大学齐鲁医院院志和宣传画册、建院120年特刊等，通过深入挖掘将医院深厚的文化底蕴形成一种积极向上、团结拼搏、勇攀高峰的精神。这种精神已作为医院的优良传统不断地发扬光大，医院职工的精神面貌得到进一步升华，职工的凝聚力、向心力得到进一步提高，团队精神得以充分发挥，爱岗敬业，爱院如家的人本观念充分展现出来。

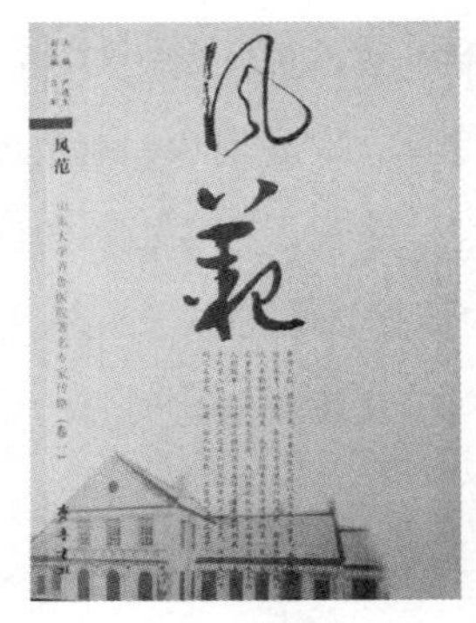
齐鲁医院文化建设丛书——《风范》

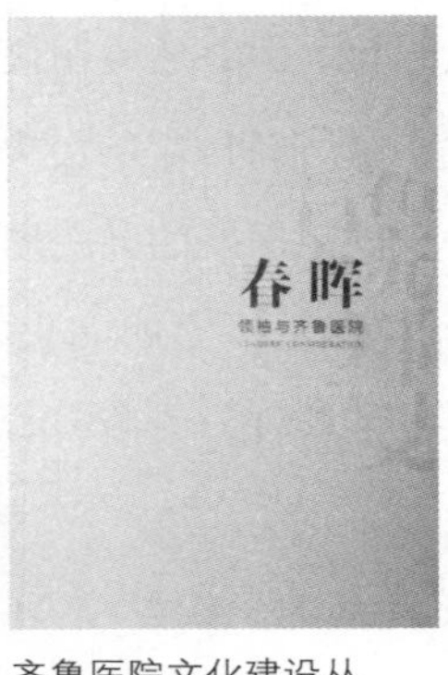

齐鲁医院文化建设丛书——《春晖》

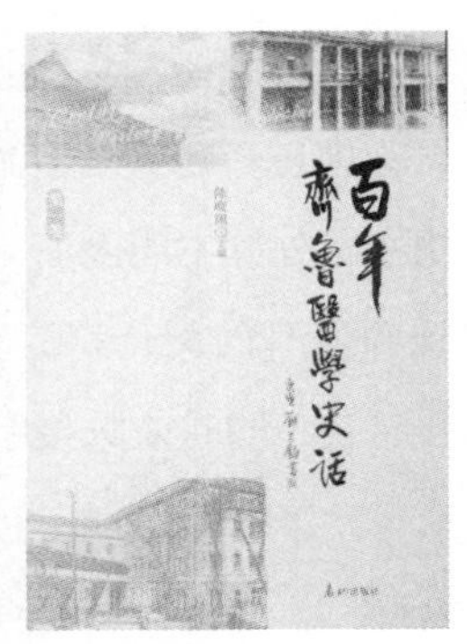
齐鲁医院文化建设丛书——《百年齐鲁医学史话》

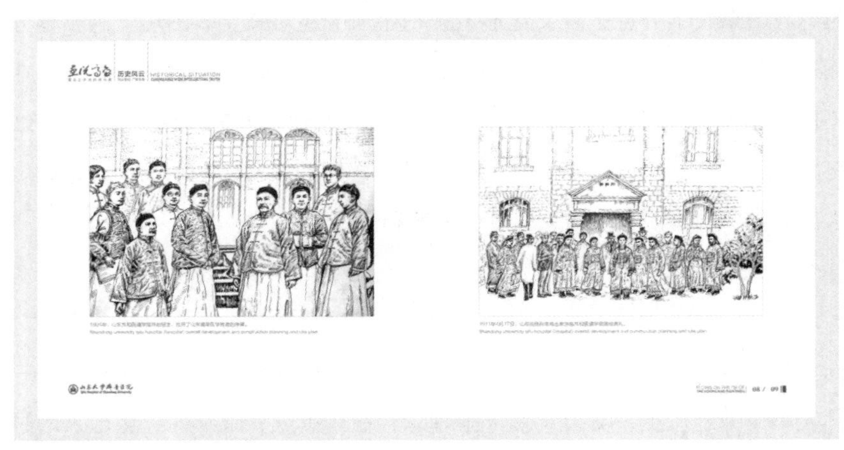

齐鲁医院文化建设丛书——《画说齐鲁》

（三）深入挖掘底蕴，用形象标识凸显医院文化的整体氛围

为凸显医院的个性文化色彩，医院近年来还规范了院内楼宇命名，规定医院的基本色调为绿色并用形象标识凸显医院文化的整体氛围。

楼宇的名称既是医院建筑的重要标识，也是体现一所医院文化底蕴和人文环境的重要载体，更是医院整体形象的外化和展示，对于凝聚人心，激励全院职工开拓创新、奋发图强发挥着重要作用。为了进一步规范医院楼宇命名，以彰显百年老院浓郁的历史文化底蕴，近年来齐鲁医院通过广泛征集、专家论证、办公会讨论，最终通过职代会一致认可，重新对院内楼宇名称进行命名。楼宇命名从齐鲁医院的历史变革、发展现状、地理环境、功能区分等不同侧面，反映出医院的办院理念，体现了齐鲁医院的优良传统和深厚的文化积淀；还通过一定的文化内涵体现出建筑文化或地域文化特色，同时兼顾楼宇的功能性，使命名的楼宇建筑风格与周边的建筑、景观和医院的整体特色协调一致。

新建门诊保健综合楼命名为“华美楼”。其依据是齐鲁医院有百余年历史，最早的院名为华美医院。而今，两个甲子过去，将新的门诊保健综合楼命名为“华美楼”，是继往开来之义，既有继承传统又有开启新的航程的意思。该楼命名为“华美楼”，期望齐鲁医院在未来能成为中国医疗卫生界的翘楚，成为中国医疗界的中华之大美；同时，该楼是齐鲁医院建筑史上最为华丽和唯美的有机结合体，象征了医院的实力和华美的未来。

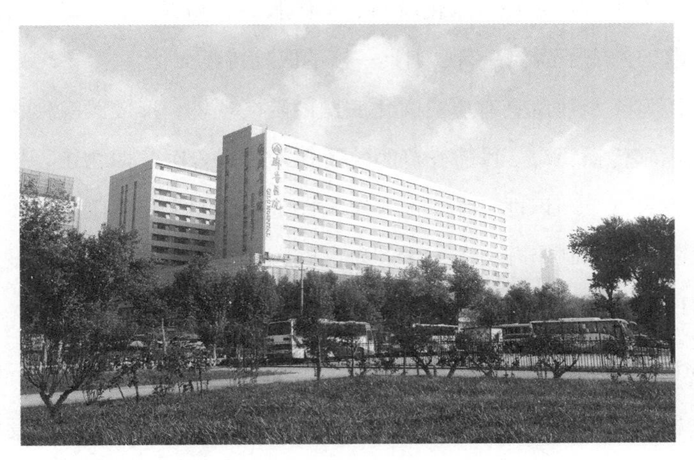

华美楼

实验中心命名为“广文楼”。其依据是齐鲁大学最早的前身登州文会馆，后与潍县乐道院合并称为齐鲁大学文理学院，以此命名具有重要的纪念意义。

科研楼命名为“博施楼”。其依据是科研楼始建的奠基基石上为“博施济众”，而“博施济众”也曾作为齐鲁医院的院训，以此命名具有重要的纪念意义。

花园凉亭命名为“广智亭”。其依据是“广智求真、博施济众”，这也曾为齐鲁医院的院训。广智院街曾在当年享誉山东省，是中华人民共和国成立前济南重要的文化中心区域，但目前却缺少标志性建

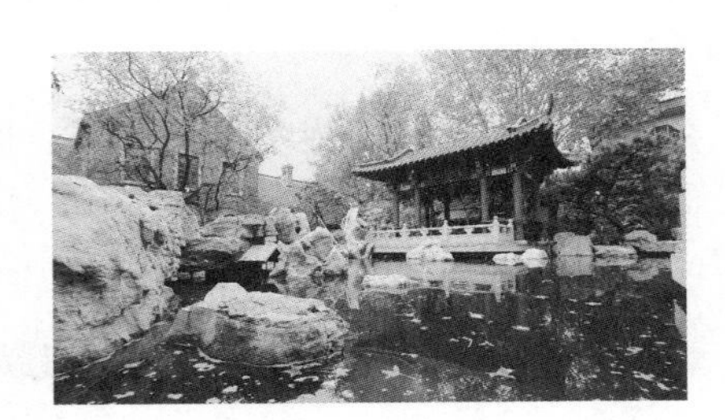

广智亭

筑，以广智命名此亭，希望以齐鲁医院建筑群落为广智院街的中心标志，以扩大医院历史影响，提升医院救死扶伤、服务大众的知名度和美誉度。

医院在院区内统一制作了医院制度牌、诊室牌、床号牌、科室标识牌、楼层标识牌等。医院所有科室标识牌均统一设计制作，医院还统一制作了院内形象宣传展板、绿化风格、工作服装、胸牌、名片等，创制的院徽、院歌均构成了面貌一新、别具一格的医院特色文化。

医院将逐步建设具有历史文化底蕴的院区环境，形成医院独特的文化内涵展示和传播窗口。目前齐鲁医院正在筹建齐鲁医学博物馆，并将其打造成集教育性、知识性、趣味性、娱乐性于一体的文化休闲场所。与此同时，医院将设计制作有山东大学齐鲁医院特征的文化产品，以彰显齐鲁医院深厚的历史文化底蕴。

（四）不断加强医院文化建设理论研究

齐鲁医院深入挖掘百年历史人文底蕴，不断加强医院文化建设理论研究。近年来，中标科研项目3项，其中，《齐鲁现代医学探源》中标山东省人文社会科学课题；《西方教会在鲁传教医师考》中标中国医院协会医院文化专业委员会创新研究课题；《百年护理史话》中标山东省社科联规划项目等。

与此同时，医院还在不断精心组织提炼百年齐鲁文化的历史内涵和时代价值，通过召开医院文化建设和新闻宣传研讨会、拍摄名医专题片、建设“山东大学齐鲁医院数字导医平台”等，向社会全方位、多角度展示齐鲁医院，传承创新医院的文化，提升医院的百年品牌。

四、多点渗透，多措并举，唱响文化精髓之韵

医院文化必须经过不断宣教、广泛倡导、大力弘扬，其内涵才能为干部职工理解和接受，并逐渐转化为自己的潜意识，渗透到工作中，潜移默化地发挥作用。宣教环节是建设医院文化到发挥文化作用的过渡阶

段，必须发动多方位、多角度、全面大量、立体式的宣传攻势，才能使医院文化精神深入人心。为此，医院以开展特色活动为载体，增强职工队伍凝聚力。

会议集中教育。齐鲁医院注重抓住每个有利时机灌输医院精神、宣传核心价值观。每年对新入院的职工从岗前培训开始就让其接受医院精神、光荣传统、价值观念及努力方向等教育，这是医院文化教育的第一课。此后医院每年均不定期利用政治研讨会、医德医风讲座等形式组织开展职工思想教育和职工文化教育。

正面典型带动。医院每年都按弘扬医院文化的固定要求和当前具体要求召开主题演讲会，推出工作业绩突出、文明服务优质的正面典型代表，登台宣讲自己的事迹，使其他职工学有目标，赶有方向。

文体活动促动。医院经常性地组织各种文化娱乐活动，使广大医护工作者在繁忙的工作中，丰富生活，激发工作热情。根据医院文化特点，利用重大节日，组织春节联欢会、歌咏比赛、体育运动会、书画摄影比赛、纪念“5·12”护士节演讲比赛、迎“七一”我为党旗增光彩演讲比赛等一系列主题活动。每个科室积极参与，充分反映出员工强烈的集体荣誉感和团队精神，活动也极大丰富了职工业余文化生活，陶冶了职工情操。

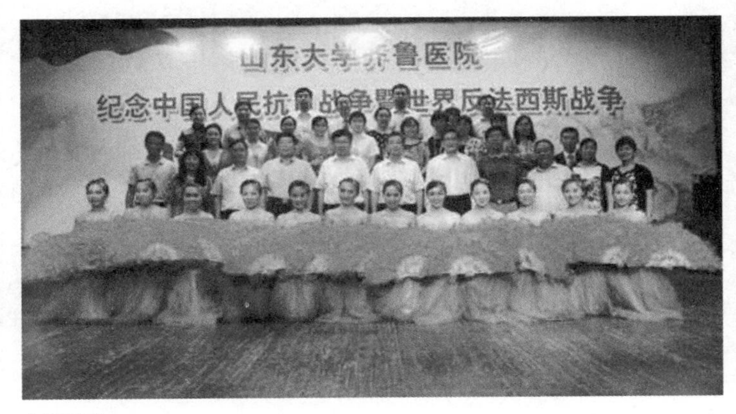

文艺演出

文化讲堂提升。医院结合125周年院庆举办了首届医院文化节活动。自此，开创了“斯文风雅”系列文化讲座，每年定期开展“齐鲁医院文化讲堂”等，邀请在文学、史学、体育、艺术等方面有较高造诣的专家学者来院讲座，重温经典，陶冶广大医护人员的情操，提高职工人文修养，以实际行动弘扬优秀传统文化。

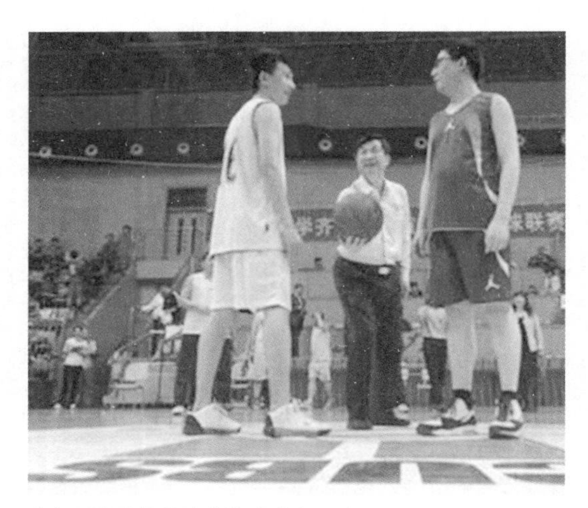

齐鲁医院院长为院内篮球联赛开球

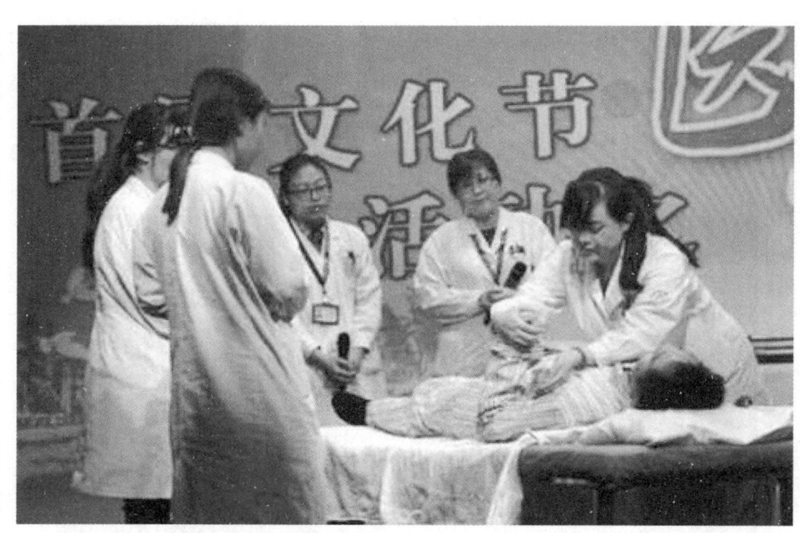

齐鲁医院首届文化节中的医护技能大赛

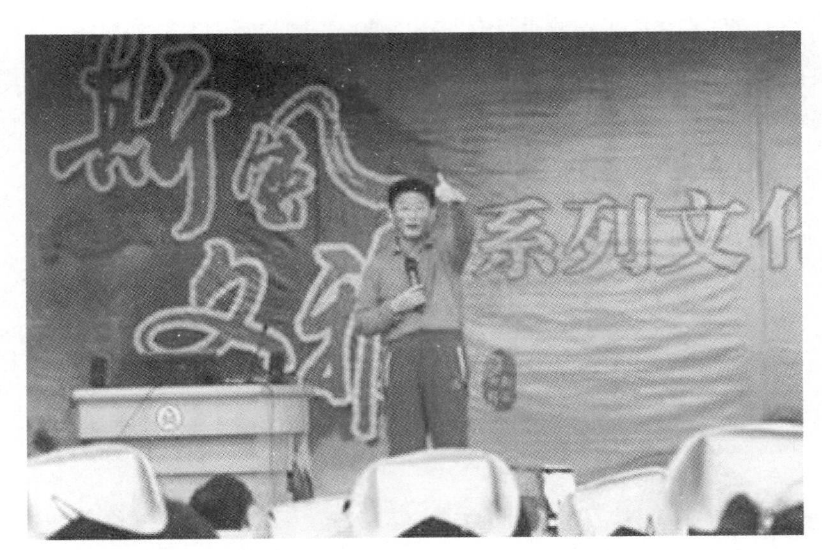

“斯文风雅”系列文化讲座

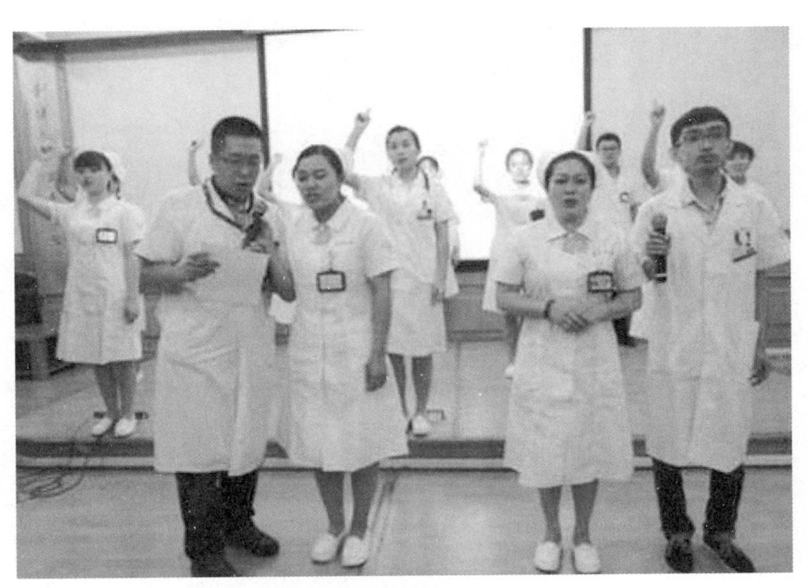

齐鲁讲堂中医护人员演唱自编自导的《健康歌》

以上医院文化建设的几个环节，既是依次进行的，也是同时并存的，只是不同时期医院工作侧重点有所不同而已。因为基础要持续加强，认识要保持高度，内涵要与时俱进，宣教要常抓不懈，这几个环节的工作就像弹奏乐器一般，急徐有致、张弛适度，协调进行奏出的医院文化之歌才是高亢激昂、催人奋进的凯歌。

（吕　军）

第五章　传承与弘扬　坚守与创新
同济文化自信展现同济发展自信

华中科技大学同济医学院附属同济医院（以下简称为同济医院）1900年创建于上海，1955年根据国家政务院决定迁至武汉，现为集医疗、教学、科研和培干为一体的现代化综合性国家卫生健康委员会委管医院。

近120年的发展历程中，同济医院三地迁徙，九度易名，先后用名宝隆医院、中美医院、武医二院等，走过的是艰辛，磨炼的是精神，养成的是文化。在漫长的历史变革和长期的医疗实践中，一代代同济人恪守“格物穷理，同舟共济”的科学与人文精神，筚路蓝缕、栉风沐雨、薪火相传，为医院文化建设提供了深厚的沃土。新世纪以来，尤其是党的十九大以来，同济医院将“文化建院”与“依法治院、科教兴院、质量立院、人才强院”确定为医院五大建院方针，突出“严谨求实、开拓创新、一心赴救、精益求精”的时代精神，着力构建核心价值观和核心价值体系，持续加强医院深层次文化建设，充分体现了同济的文化自信和发展自信。

一、同济文化的理念追求

文化是人类在社会历史发展过程中所创造的物质财富和精神财富的总和。它随着社会物质生产的发展而发展，既是一定社会政治、经济的反映，又深刻地影响和作用于社会、经济的发展。习近平总书记强调："文化自信是一个国家一个民族发展中更基本、更深沉、更持久的力量。""文明特别是思想文化是一个国家、一个民族的灵魂。""没有文明的继承和发展，没有文化的弘扬和繁荣，就没有中国梦的实现。"指出了文化在社会发展中的重要作用。

医院文化是在长期的医学实践过程中形成的以价值为核心，具有行业特性和时代特征，为全体员工普遍认同并共同遵守的基本信念、价值标准、思维方式、制度规范和行为准则，是医院品牌、实力和运营能力的重要方面，也是医院凝聚力、竞争力、发展力的集中体现。

（一）同济文化的特征与内涵

每所医院都有自己的成长历程和独特个性。在一个多世纪里，同济医院汇聚中外文化，同济文化的形成过程既是历史的、实践的，更是开放的、发展的，既来自创始人德国医生埃里希·宝隆的办院理念，更来自纷繁复杂的中国近代史。同济文化代表着同济医院的基本信念、价值标准、思维方式、传统学风、制度规范和行为准则。筚路蓝缕，薪火相传，同济文化始终是同济的血脉、文脉和发展之脉。

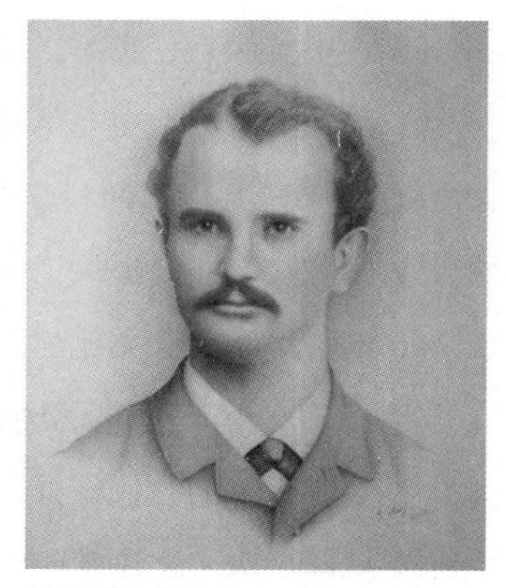

埃里希·宝隆（Erich Paulun）
——同济医院创建者

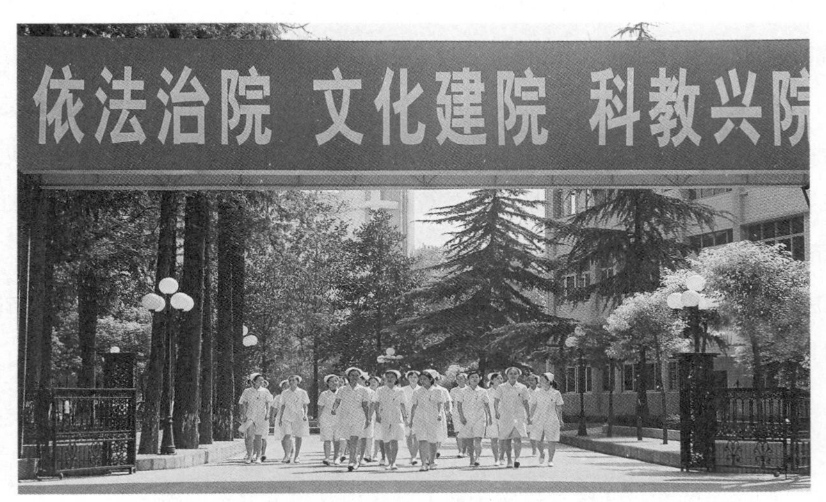

同济医院全面实施“文化建院、依法治院、科教兴院、质量立院、人才强院”的长期发展战略

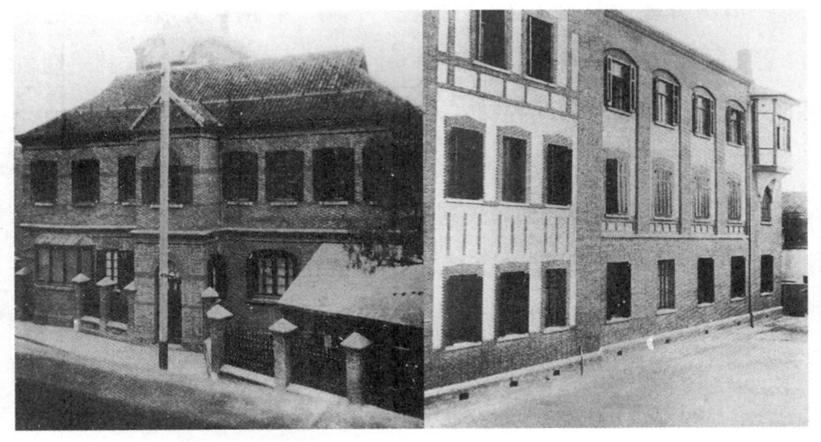
同济医院（宝隆医院）第1栋楼房

同济医院文化的形成与背景：它在外来文化与本土文化的交融与渗透中形成；在进步思想的影响下，在光荣的革命斗争中形成了优秀传统；在国家利益、民族利益、人民利益高于一切的价值理念下夯实了基石；在

全力以赴、救死扶伤的职业精神践行中牢固了根本；在积极进取、勇于探索、不断创新中增强了动力。

跨越一个多世纪，同济文化潜移默化、润物无声，具有超时空的稳定性和极强的凝聚力，成为维系医院代际传递的“黏合剂”与医院建设发展的“助推剂”，是物质力量无法替代的“软实力”。一代代同济人对于同济文化的心理认同和身体力行，使其成为同济人灵魂和精神的共同家园，更是培育职工命运共同体意识的深层基础，是同济医院持续发展的基础性、稳定性、深层次的战略性要素。

（二）同济医院文化的核心价值

同济医院文化的核心价值体系主要体现在以下五个方面：

1. 同济院训：格物穷理，同舟共济

“格物穷理”中的“格”：探究；“穷”：彻底。语出《礼记·大学》：“致知在事物，物格而后致知。”意为推究事物，尽致其原理。体现的是同济人对科学精神的追求。

“同舟共济”中的“济”：渡水。语出《孙子·九地》：“夫吴人与越人相恶也，至同舟共济，遇风，其相救，也如左右手。”比喻同心协力战胜困难。体现的是同济人对人文精神的追求。

作为同济人的价值追求，“格物穷理，同舟共济”体现了传统理念与现代观念的统一，体现了世界观与方法论的统一，体现了科学与人文精神的统一。

2. 同济精神：严谨求实、开拓创新、精益求精、一心赴救

同济精神反映了同济人对行为文化的提炼和总结。

严谨求实：反映了同济医院治学严谨、实事求是、一丝不苟的学术态度。

开拓创新：反映了同济医院积极开拓新思维、开发新技术、创造新成果的创新精神。

精益求精：反映了同济医院追求卓越、至臻至善的进取精神。

一心赴救：反映了同济医院全力以赴、救死扶伤、治病救人的职业精神。

3. 服务理念：病人需求至上，倡导合作医学

服务理念反映了同济人追求卓越、团结协作的工作理念。对服务对象而言，病人的需求至高无上；就医学特点和工作性质而言，同济人之间的协作至高无上。

4. 行为规范：医院职工的行为准则，要求更为具体，指向更为明确

举止文明，仪表端庄，是对工作形象提出要求；

爱岗敬业，救死扶伤，是对职业态度提出要求；

尊重患者，保护隐私，是对工作伦理明确要求；

热情体贴，一视同仁，是对服务态度提出要求；

尽职尽责，注重细节，是对工作态度提出要求；

关爱学生，言传身教，是对教学工作提出要求；

刻苦学习，精益求精，是对科研工作提出要求；

团结互助，勤俭节约，是对坚持优良传统提出要求；

遵纪守法，廉洁奉公，是对树立法治精神提出要求；

爱国爱校，爱我同济是对全体职工的总体要求。

5. 特色制度：医院管理制度、医疗制度、科研制度、教学制度、工作作风、习惯

各方面制度的形成及完善，是对同济文化传承最为直接的维护、承扬和保障。

（三）同济文化的影响力和感召力

英国著名历史学家汤因比说："文化是文明的核心""各种文明存在着交流与对话"，医院文化不仅体现医院的形象，更是外界交流与对话的重要方式。医院文化就是医院的语言，文化就个人而言，于内炼其心、于

外塑其形；就医院而言，于内塑造品格，于外彰显品质。外界判断一所医院的品质，除了医疗技术能力，还有医院整体及职工呈现的服务水平、价值标准、制度体系、精神风貌等。同济文化的影响力和感召力，就是医院对外交流中的“语言”，就是医院的“软实力”。

所谓文化“软实力”，正是指以文化资源为基础，通过主动接受或者主动分享而产生的一种影响力，是一种柔性力量。医院发展中的“软实力”与硬指标如车之两轮、鸟之双翼不可或缺，正如《论语·雍也》所言：“质胜文则野。文胜质则史。文质彬彬，然后君子。”正因为如此，同济医院高度重视文化建设，着重培养同济医院文化的影响力和感召力，并将其纳入创建国际一流医院的总体目标。

二、同济医院文化的精神内核

同济医院文化丰富的精神内核是同济医院文化的基因，是同济医院文化得以历久弥新、持续创新的根本所在。同济医院文化的精神内涵主要表现在五个方面：家国情怀、并容兼收、内生发展、深根医学、大爱无疆。

（一）家国情怀

家国是中华文化的基础，是中国人亘古不变的情怀。在同济医院文化基因中，国家利益、民族利益、人民利益高于一切始终是同济医院文化的核心。

同济人始终追求光明与进步，在“五卅运动”“一二·九运动”中，同济医院的职工和学生不顾危险，奋起抗争；中共中央早期领导人瞿秋白在同济医院（时称宝隆医院）治疗休养期间写出了《俄国革命之现状》一文；革命烈士方志敏著名的《可爱的中国》手稿在同济医院交付至党中央。

抗日战争期间，在著名的四行仓库保卫战中，抗日军队伤员大都集中于同济医院救治。为避战火，同济医院被迫西迁，途中提出口号：“为国家服务、为民族服务、为同胞服务”，沿路创建中国红十字会第一重伤医院、中国红十字会第五重伤医院，发挥医学专业优势，一路诊治伤员及难民。西迁至四川宜宾期间，同济人坚持办学办医，开设门诊部、住院部，举办医学科普展，义务诊治当地民众，6年时间培养了医学生189名，其中2名成为后来的中国科学院院士。

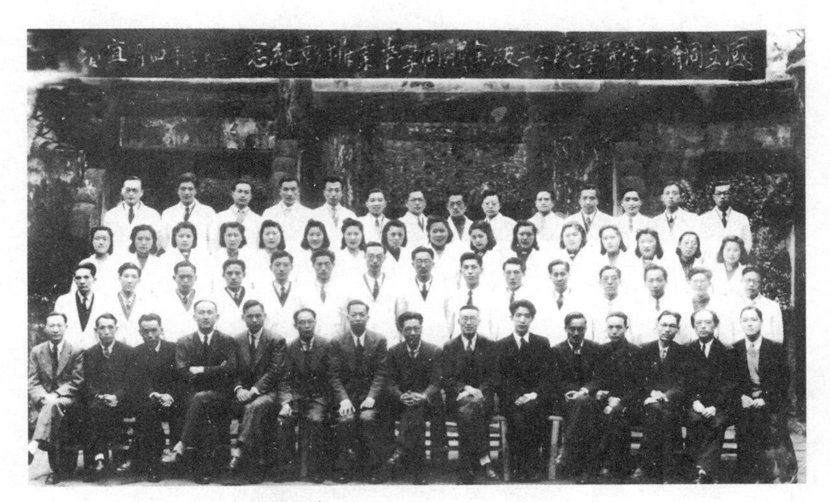

1944年、1945年毕业生与教师合影

1949年，同济人开创了中国第1次大规模血防运动，提出预防原则，创新内科与手术治疗方法，为500万人解除了病痛。1950年，同济医院积极组织手术医疗队支援抗美援朝，总共160多人次参加医疗队，舍生忘死奋战在炮火纷飞的一线。

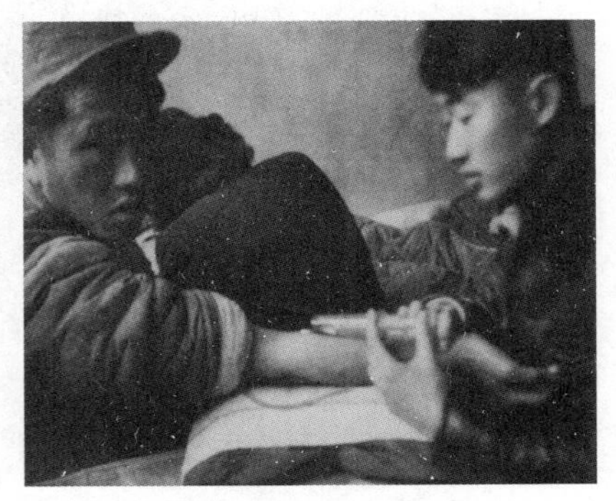

同济医院在国内率先开展“锑剂三日疗法”

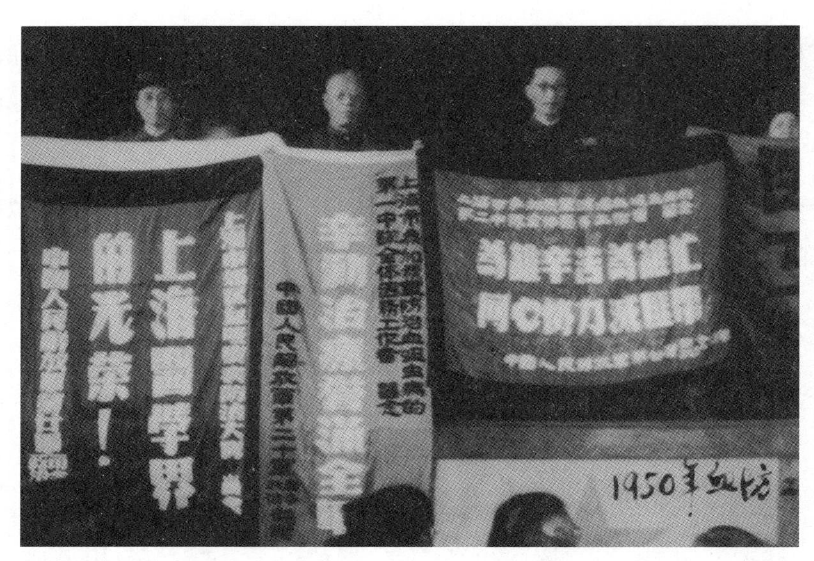

同济医院血防中队胜利完成任务，共241人（占全队92%）立功，邵丙扬立功2次

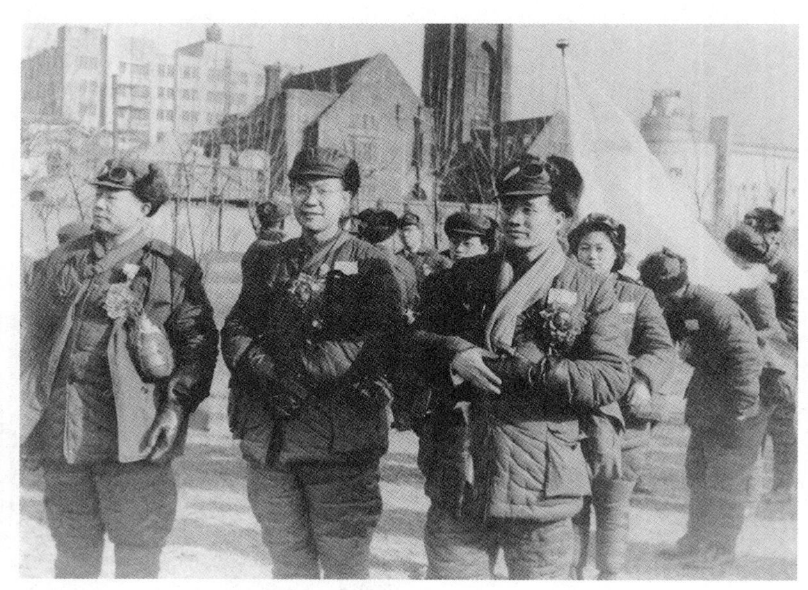

1951年，上海抗美援朝第1批手术大队（由同济医院医务人员组成）出发

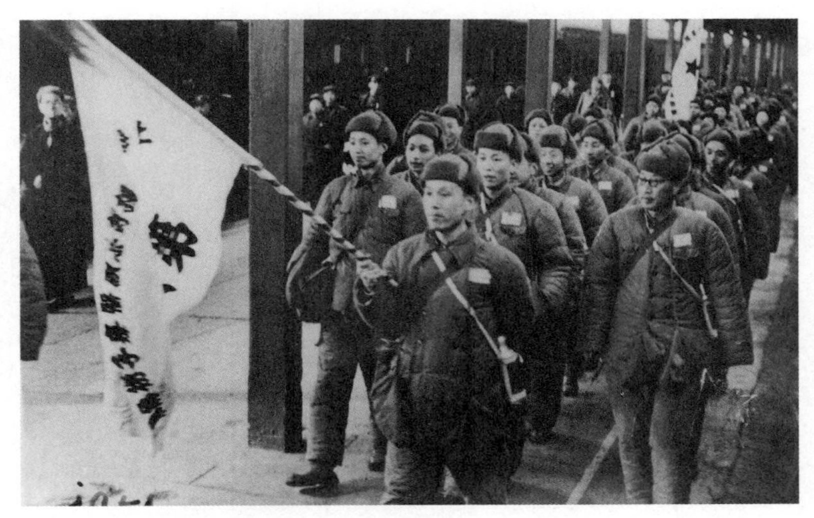

1951年，同济医院第2批抗美援朝医疗队胜利归来

家国情怀与天下意识并举，在同济人心目中，国家任务至高无上。只要国家有召唤，同济人义无反顾。按照中央人民政府的决定，同济人“舍小家、顾大家”，放弃了上海优越的生活、工作条件，医院于1955年整体由上海迁至武汉，承担起国家赋予的任务。在撑起中部医疗卫生事业发展的同时，同济人参与了第1批援外、第1批援藏援疆工作。20世纪70年代戴植本和夏穗生分别施行了非洲首例断手和断腿再植手术。1992年，妇产科唐春海在援阿尔及利亚期间不幸捐躯。如今，在飘扬的“国家医疗队”的旗帜下，同济人的身影活跃在老少边穷地区，活跃在扶贫支边第一线。

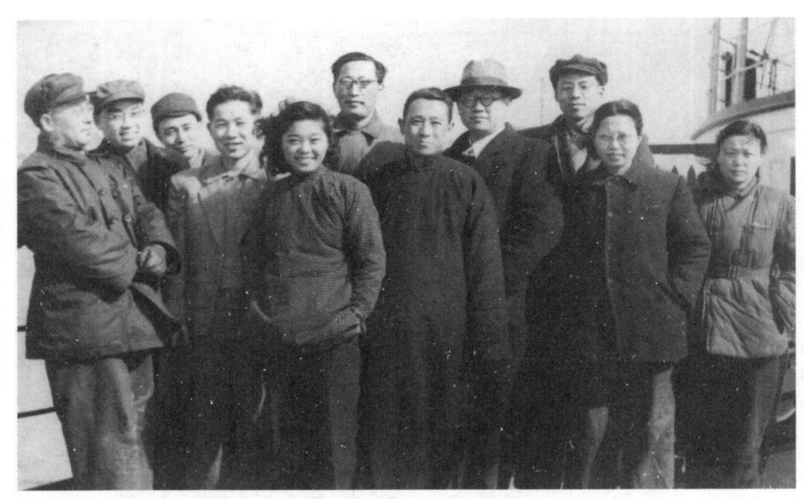

1955年3月，同济医院由上海迁至武汉，职工从上海乘船赴武汉途中

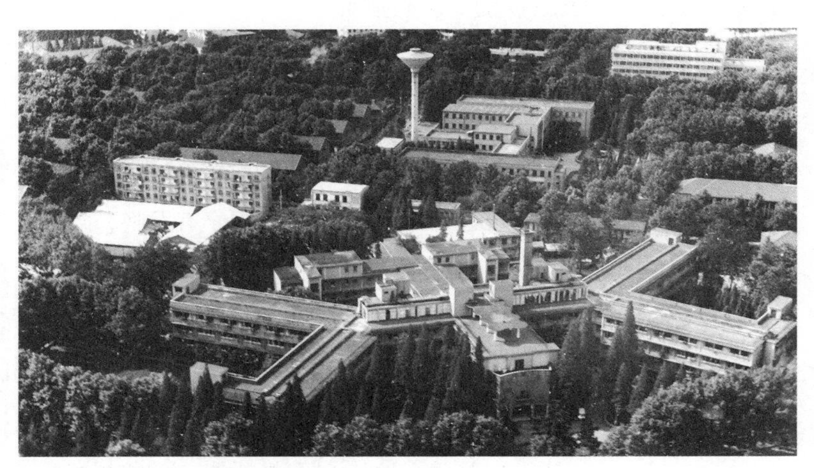

1955年，建成后的同济医院住院部大楼俯瞰图

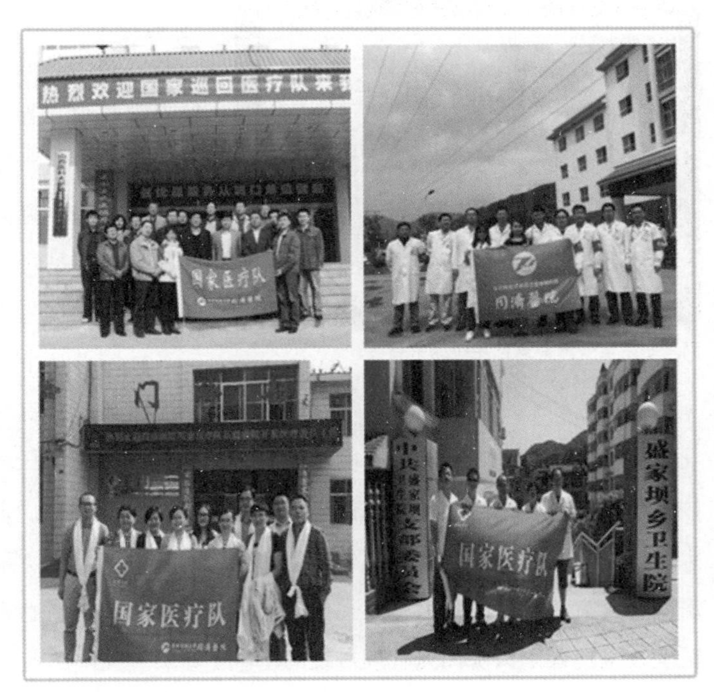

同济医院组建国家医疗队奔赴山西、青海、云南、湖北恩施等地，开展巡回医疗，受到国家卫生与计划生育委员会高度肯定

（二）并容偏覆

巨大的包容性是同济医院文化生生不息的关键因素，海纳百川、兼收并蓄，为同济文化持续发展创造了必要条件，凸显着严谨的本质、开放的气质和互融的特质。

1. 严谨的本质

由德国人创建的同济医院，将德意志民族严谨、认真的民族性和中华民族内敛、自强的民族性有机融合，形成了同济文化严谨的本质。1900年成立的同济医院是最早的德式教学医院，完全采取德式管理和德式教学，前后共有36名德籍教授在同济医院任教从医。1915年，德国教育部承认同

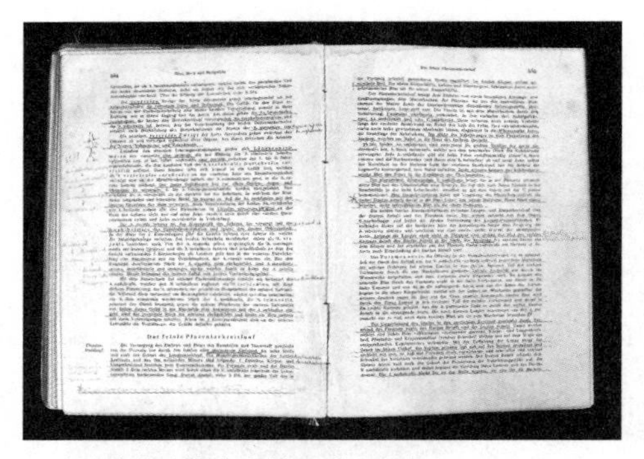
同济医院老一辈专家使用过的书籍

济医科毕业生与德国国内医科大学毕业生水平相等。在医院收藏的老一辈专家使用过的书籍里，各种笔记、标注等随处可见。时至今日，严谨仍然是同济人身上最为鲜亮的标签。

2. 开放的气质

兼收并蓄是同济医院文化的重要特点，早在1948年，同济医院摒除当时的“流派”之争，开放门户，广募人才，无论英美派、德日派、本土派，唯才是用、唯才是举，一大批国内顶尖的专家，如陶桓乐、金问淇、宋名通、于光远等汇集在同济医院，成为医学界的一大盛事。与此同时，作为德国人创建的医院，同济医院在坚持德国医院优秀管理传统的基础上，引进美国医院管理模式，并加以中国化改造，使当时的同济医院成为国内现代医院管理的佼佼者。

同济医院开放的气质延续至今，以开放的姿态吸引海外人才、吸纳外校优秀毕业生，以开放的心态应对医院管理和运行中存在的问题，以开放的心态推进医院改革发展。

3. 互融的特质

三地迁徙、九易其名，院校调整与院校合并，同济医院百余年丰富的发展历程使同济医院文化呈现出互融的特质。1955年由上海迁至武汉，不同地域文化相互融合，上海人的精细、大气，遇上武汉人的聪明、坚韧，敢为天下先，造就了同济医院文化中细致、创新、担当的特性。2000年三校合并，“明德厚学，求是创新”的校训给予同济医院文化新的营养滋润。

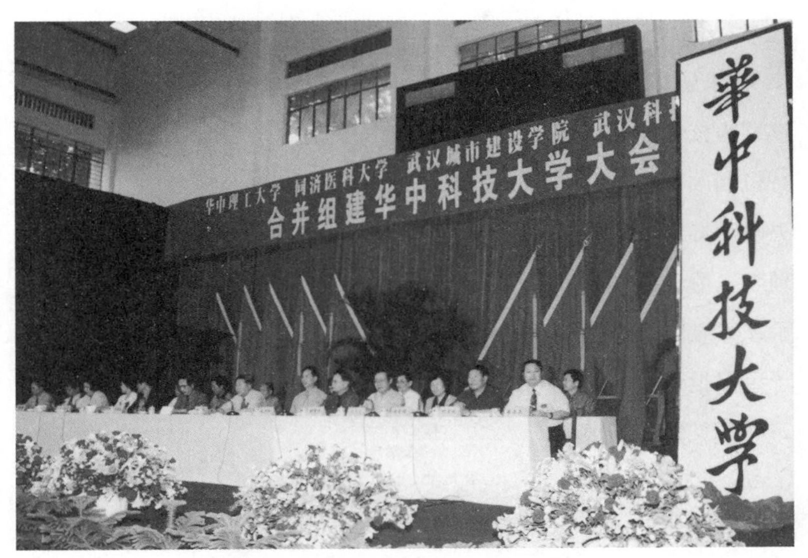

2000年三校合并，“明德厚学，求是创新”校训给予同济医院文化新的营养滋润

（三）内生发展

内生性是同济医院文化基于内部力量创新传承、生生不息、渐进改进的不竭动力。内生性虽然是经济学概念，但很好地反映了同济医院文化在复杂多变的医院发展史中，执着向上不因外界扰动而中断的文化特征。同济医院的内生发展文化有两条主线：

1. 在医院管理上脚踏实地、自强不息、革故鼎新、积极进取

同济医院建院后，一直实行德式管理，由德国人担任院长及科主任直至抗日战争爆发。1938年，内迁途中的同济医院到达江西吉安后，随迁的德国专家离开医院，借道香港返回上海，继续西迁的中国医生开创了中国人自办实习医院先例，全面接手、尝试医院管理。1948年后，医院着手引进美国现代医院管理模式并加以中国化改造，1959年，全面梳理、完善、借鉴并初步形成了具有同济特色的医疗管理制度。1978后，医院借改革开放东风理顺管理，推进了医院内部管理体制改革，开始尝试医院经济管理

改革，继而于1997年率先开展以全成本核算为核心的经济运行机制改革，中共中央政治局常委、副总理李岚清专门做出批示；《人民日报》给予重点报道，全国近2 000家医院前来参观学习。

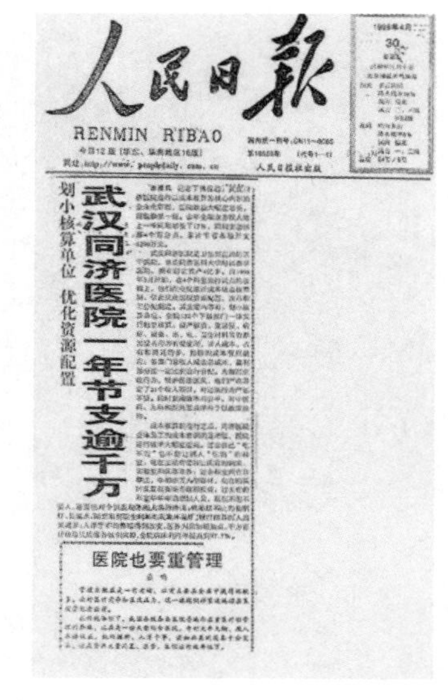

人民日报
RENMIN RIBAO

武汉同济医院一年节支逾千万
划小核算单位 优化资源配置

医院也要重管理

1997年，同济医院率先开展以全成本核算为核心的经济运行机制改革，中共中央政治局常委、副总理李岚清专门做出批示；《人民日报》给予重点报道，全国近2 000家医院前来参观学习

进入新世纪后，同济医院更加注重结合医院实际和医学规律探索现代医院管理。绩效管理创新、“三位一体”医疗质量管理创新两获中华医学会科技进步一等奖，形成了具有强烈同济特色的医院管理制度。同济医院于2012年首家通过德国KTQ质量认证，继而将国版标准纳入同济特色，涉及病人管理及病人家属服务、员工文化活动、消防安全文化等方面的同济标准，纳入国际医院管理标准中。

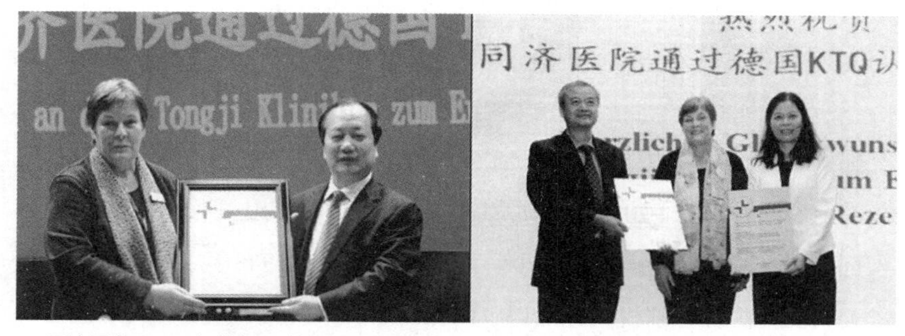

同济医院于2012年首家通过德国KTQ质量认证，标志医院质量管理达到国际先进水平；2015年通过复评，同时康复医学学科成为亚洲首个通过该认证的学科

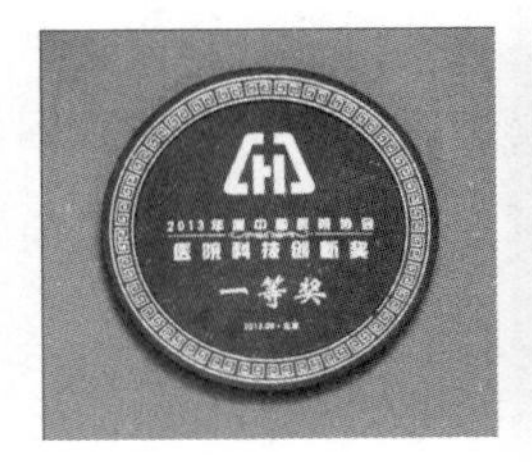

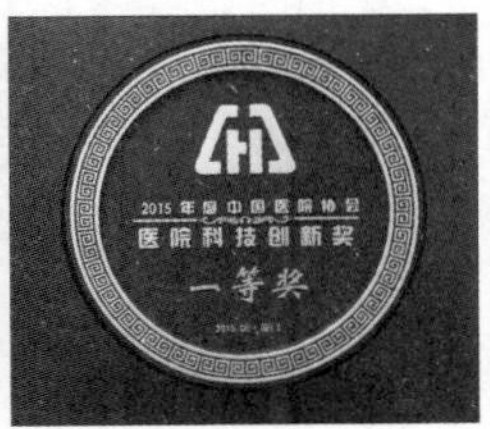

2013年同济医院《大型公立医院核心人力资源绩效评价体系的研究与应用》获“中国医院协会医院科技创新奖”一等奖。2015年同济医院《精准化、信息化、系统化三位一体确保医疗质量与安全》获“中国医院协会医院科技创新奖”一等奖

2. 基于临床需求的医疗、科技持续创新

不事虚荣、不尚浮华，结合临床需求创新是同济文化的精髓。中华人民共和国成立初期，邵丙扬等深入疫区调查，首创“血吸虫病酒石酸锑钾三日疗法”，大大节省了治疗时间，提高了治疗效果。20世纪60年代，裘法祖、夏穗生、吴在德等在国内率先开展同种异体原位肝移植研究，他们吃住在实验室，昼夜守候、观察，开创了中国器官移植事业。刘锡民等根据616份病历记录，弄清了脑出血儿童偏瘫的发病机理，研究出治疗方法。

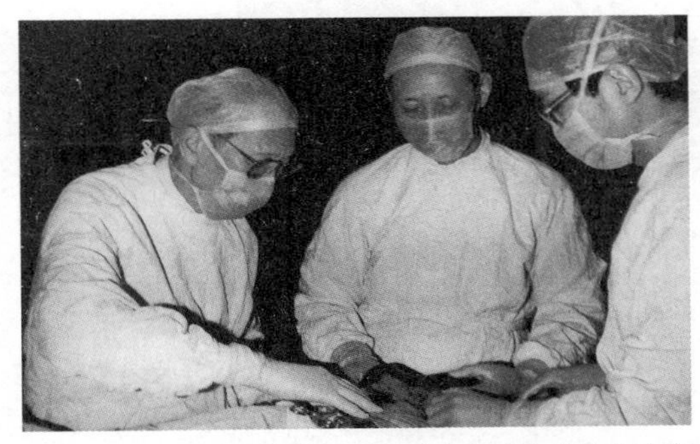

1964年，同济医院裘法祖、夏穗生、吴在德等建立腹部外科实验室，创新性地开展器官移植实验研究

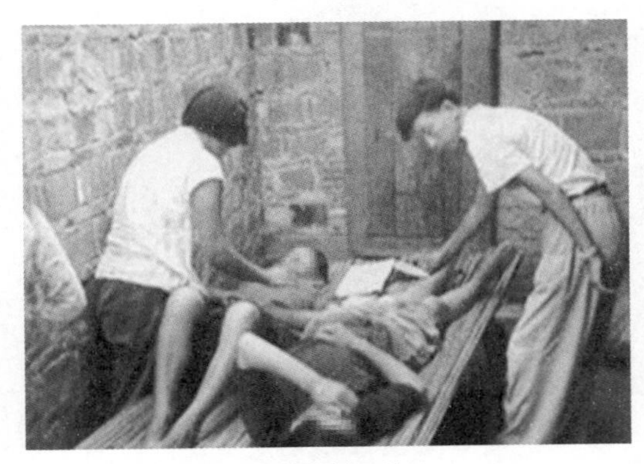

同济医院神经内科专家在农村巡诊

老一辈专家不以物喜、不以己悲，埋首医学创新的优秀传统在一代代同济人中传承。一

项项研究随着时代发展不断深入拓展，陈孝平院士在肝胆胰疾病治疗方面的改革与创新引领了肝胆胰外科发展新方向；马丁院士首次发现我国宫颈癌11个遗传易感变异位点，初步完成我国宫颈癌高发区早期预警模型的建立。

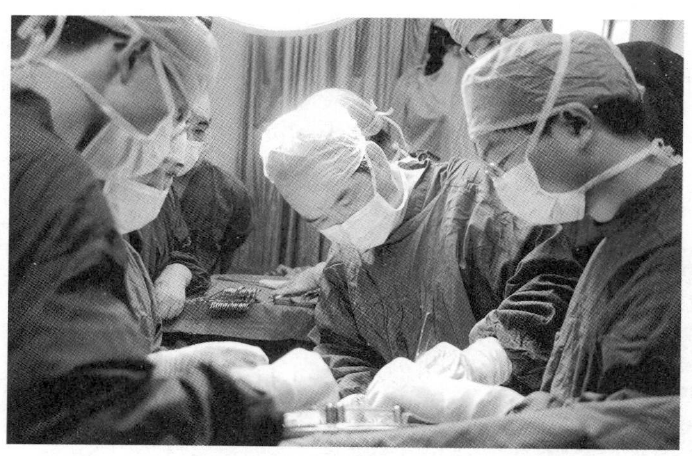

陈孝平院士在肝胆胰疾病治疗方面的改革与创新引领了肝胆胰外科发展新方向

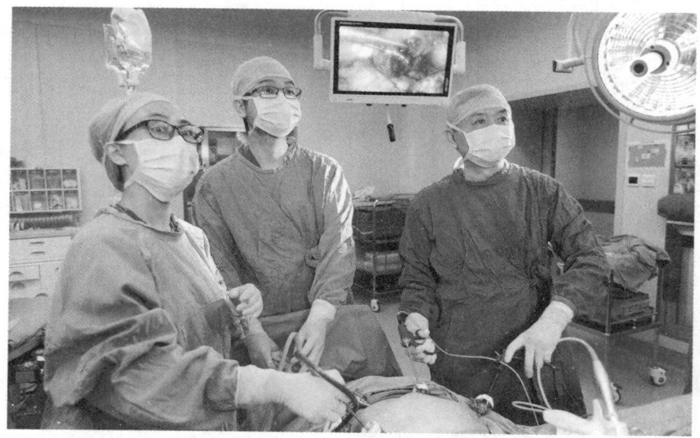

马丁院士首次发现我国宫颈癌11个遗传易感变异位点，初步完成我国宫颈癌高发区早期预警模型的建立

目前，同济医院获得国家发明奖、国家自然科学奖、国家科技进步奖等三大奖在内的国家级奖项达11项。

（四）深根医学

厚植于中国大地，深根于医学事业，辐射、中心、示范、引领是同济医院在中国卫生事业发展中的重要贡献，深根医学成为同济医院文化的重要特征。

同济人内敛低调、执着坚守，从不急功近利，更不好高骛远，培养和积蓄的大批医学人才和专家犹如“种子”，在不同时期撒播全国各地，将同济特色的医疗技术、医学教育、科学理念、传统作风、组织体制和管理经验带向全国。

迁至武汉期间，同济医院的专家共创建、组建五家湖北省及武汉市各级医疗机构；近年来，医院不惜耗费人力托管咸宁中心医院、湖北省直医院、黄州区人民医院、海南文昌医院，创造“同济托管模式”。

尤为难得的是，自20世纪50年代开始，同济专家甘守寂寞，执着于著书立说、传播医学，主编、主译医学专著、各类教材700余本，总字数超过1亿字；主编、参编数十种医学刊物、杂志；由同济专家主编的国家级规划教材26本，教材发行量超过了1 000万册；获国家级奖励的医学著作和统编教材17本。其中裘法祖主

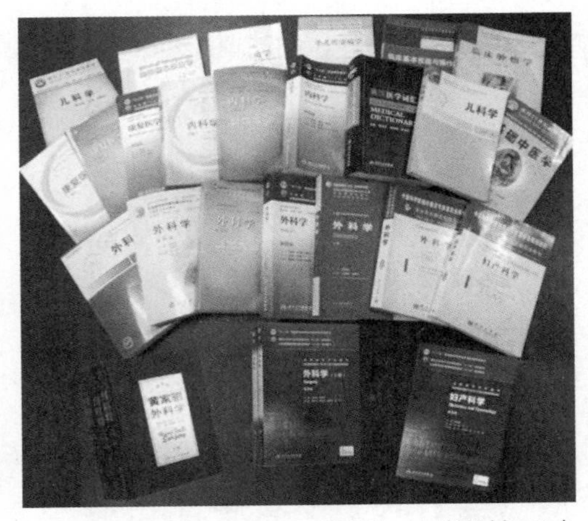

同济医院专家主编、主译医学专著、各类教材700余本，总字数超过1亿字；由同济专家主编的国家级规划教材26本；获国家级奖励的医学著作和统编教材17本

编的《黄家驷外科学》（第4版至第6版），邵丙扬主编的《中华内科学》，夏穗生主编的《器官移植学》，童尔昌主编的《小儿外科学》，过晋源主译的《薛氏内科学》，赵华月主译的《哈氏内科学》，宋名通主编的全国统编教材《儿科学》（第1版），裘法祖、吴在德、陈孝平等主编的全国统编教材《外科学》，马丁主编的《妇产科学》，陆再英等主编的大型医学工具书《英汉医学词汇》等在全国享有盛誉。

（五）大爱无疆

“敬佑生命、救死扶伤，甘于奉献，大爱无疆”是习近平总书记对医务人员的要求，大爱无疆的人文情怀、一心赴救的职业精神正是同济医院文化的根本。

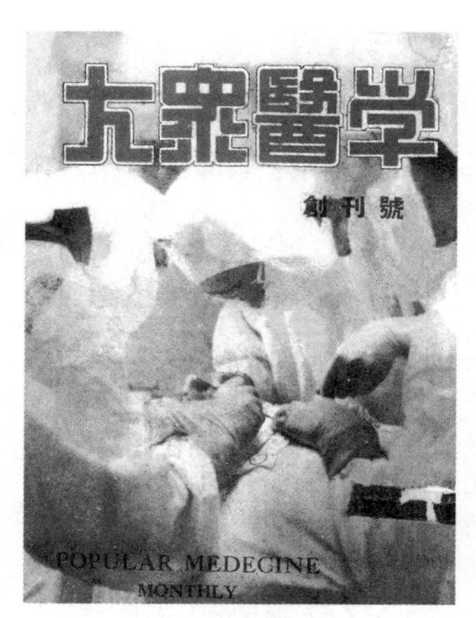

1948年，谢毓晋、金问淇、过晋源、裘法祖、陈任等创办了深受读者欢迎的《大众医学》

建院之初，同济医院即专设贫民病房，收费低廉并提供免费饮食；抗日战争时期，同济专家不顾当地盐商威胁利诱，有效解决了宜宾地区流行的痹病；1948年，同济医院在国内率先设立了保健科，开展公共卫生服务，同年，同济专家秉持“让医学归于大众”的理念，创办了医学科普杂志《大众医学》。

1964年，同济医院率先开展了“两减一保”活动，即减少病人痛苦，减轻病人负担，保证医疗质量。10年时光，同济人积极响应“把医疗卫生工作重点放到农村去”的号召，总共41批1 442人次参与巡回医疗、巡回办学。

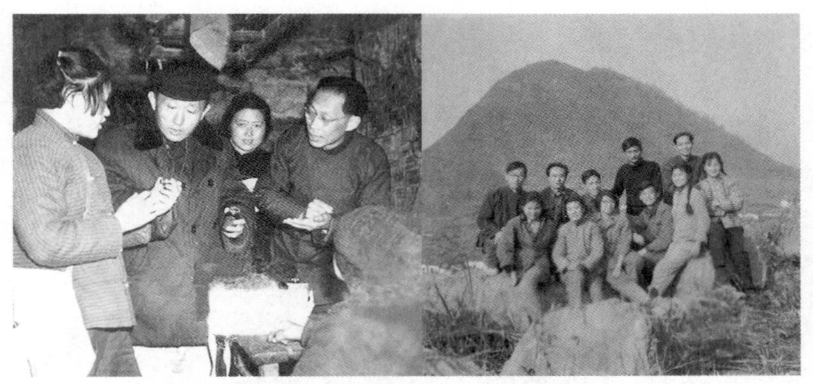

1965年，同济医院开始组建农村巡回医疗队。左图为裘法祖、过晋源在农民家中巡诊。右图为医院巡回医疗手术治疗队

正是融入同济血液的以解除病痛为己任的大爱情怀促使同济人无论扶贫支边、灾害救援，都义无反顾、勇往直前。

“5·12”汶川大地震发生时，同济医院党委正在召开常委会，感受到地震的冲击，在尚未得到任何消息的情况下，院党委敏锐意识到有重大灾害发生，立即停止会议，一方面积极了解情况，一方面迅速开始组建医疗队、准备急救物资。这种近乎本能的反应正是源于一心赴救的同济文化基因。在此后的救援、救治中，同济人上下齐心，多批医疗队奋战在救灾一线。在收治转运而来的40多名伤员的病房里，94岁高龄的中科院资深院士裘法祖教授还坚持完成最后一次查房、最后一次阅片、最后一次会诊。在全院共同努力下，最终实现了伤员“零截肢”“零感染”“零死亡”。

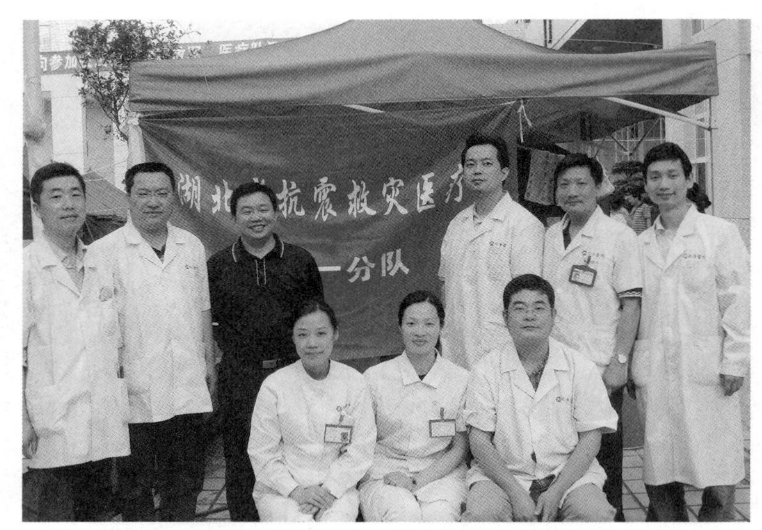

全国总工会授予同济医院“抗震救灾工人先锋号”

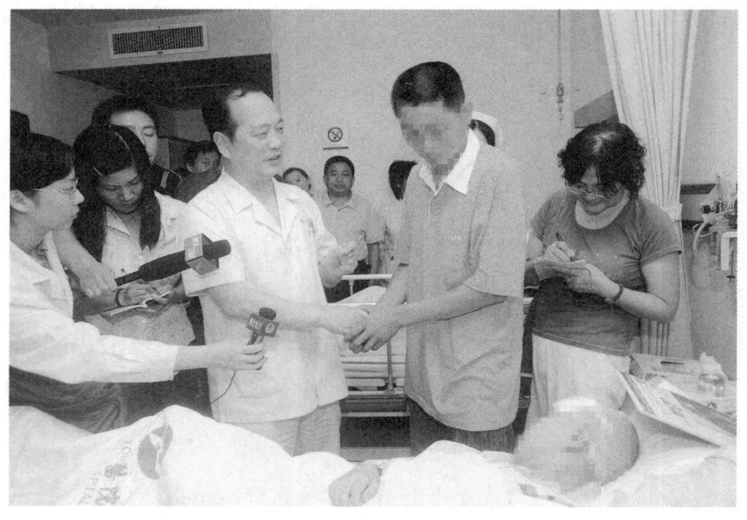

“什邡小子”姜刘父子在同济医院帮助下团聚

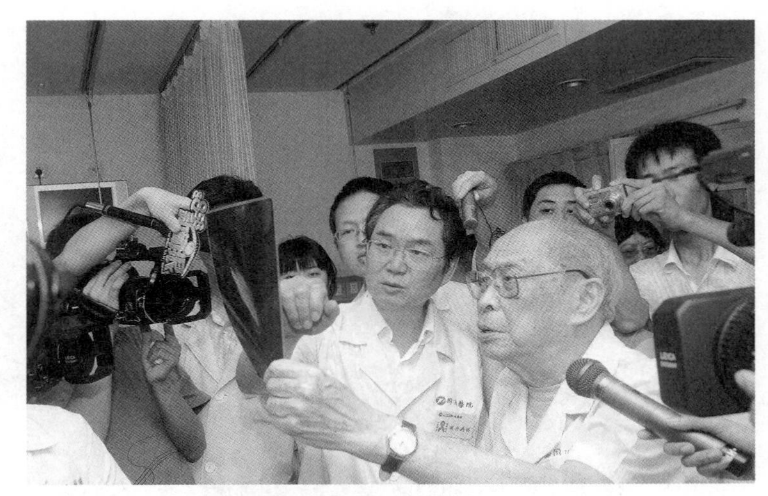

裘法祖院士为“5·12”汶川大地震伤员阅片

三、同济医院文化的传承与弘扬，坚守与创新

按照导向性、示范性、警示性、互动性、渐进性、发展性等文化建设要求，同济医院着重坚守、弘扬同济医院文化核心价值，不断完善医院的行为文化、制度文化、精神文化形态，推进医院深层次文化建设。

（一）坚守核心价值，弘扬优秀传统文化

坚守同济医院文化的核心价值。在健康中国建设、公立医院综合改革、国家卫生事业发展中，院党委始终强调同济医院作为国家队的重大责任，将同济的命运与国家、民族、人民紧密联系在一起。始终与国家战略相伴，与人民的需要相伴，不断强化职工的家国情怀和责任担当。

大力传播医院特色文化。广泛征集史料，修建声光电兼备的同济医院院史馆，充分展示医院百余年来的优良传统与文化精粹；开展“同济文化之旅”活动，每年开展新职工院史教育，组织各科室挖掘历史、弘扬优秀

传统，通过戴院徽、升院旗、唱院歌、讲院训、学院史等多种教育途径与宣传方式弘扬同济精神。运用网站、微信等新媒体，开展微电影、微视频等活动，向社会传播同济医院文化。

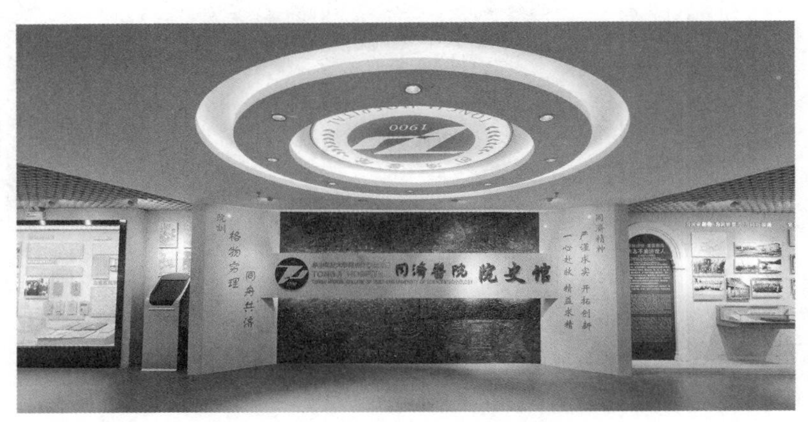

同济医院院史馆充分展示了医院100多年来的优良传统与文化精粹

注重优秀文化的代际传承。医院组织开展“同舟共济，医路有你”职工子女暑期夏令营活动，让同济的孩子探访父母工作的场所，感受同济文化的悠久，感知医学的神圣与高贵，在几代职工中引起了强烈的反响。

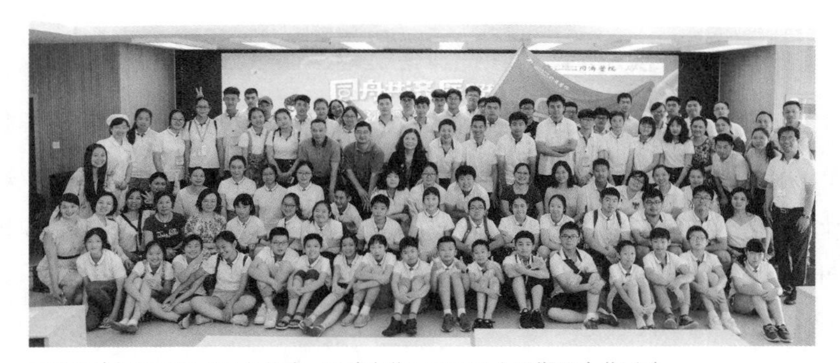

同济医院组织开展“同舟共济，医路有你”职工子女暑期夏令营活动

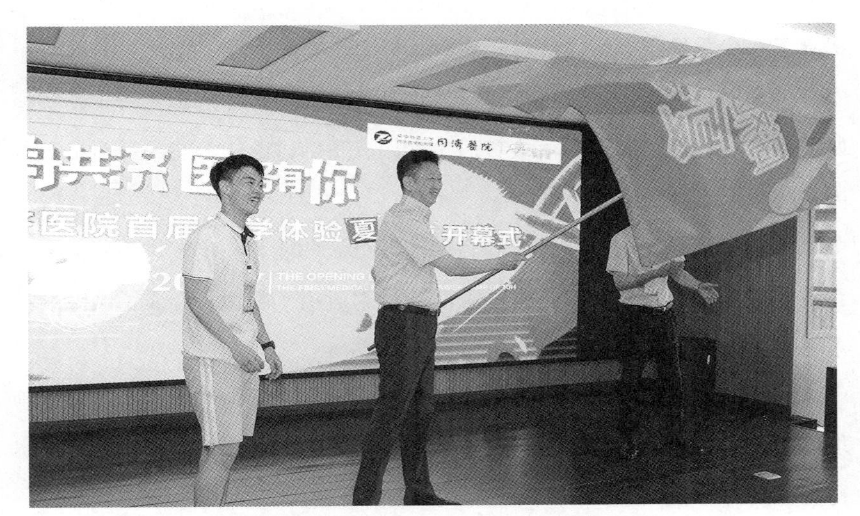

同济医院组织开展“同舟共济，医路有你”职工子女暑期夏令营活动

（二）创新人性化的服务文化

医院的服务对象是人，医院文化很大程度上包含服务文化。基于此，同济医院把创新人性化服务作为医院文化的主体内容：

1．创新服务理念

确立“患者需求至上，倡导合作医学”的服务理念，强调“把方便让给患者，把实惠送给患者，把温馨留给患者，把爱心献给患者”。以人为本、以病人为中心，在医疗流程设置、合理用药、合理检查、减轻病人负担、方便病人就医等方面提供全面的人性化服务。医院每年投入数百万元，专门设立了为病人提供帮助的病人及家属服务中心、支助中心，在住院部各个楼层提供引导病人就诊、邮寄检查单等各类免费贴心服务。

2．强化医疗质量与病人安全

在坚持优秀医疗传统的同时，同济医院依托信息化，以质量、安全、效率为核心，不断完善医疗制度，优化服务流程，加强信息化管控，有效提高了医疗质量。

健全医疗制度，完善各项医疗管理条例，加强医疗规范管理，切实抓好质量环节控制，制定和落实查房、会诊、病例讨论、术前术后讨论等制度，确保诊疗质量和医疗安全。

不断运用新技术、新成果提高诊治疑难病的能力。定期进行新业务、新技术评比和资助，至今已有数百项新技术运用于临床，形成了医院的技术特色和优势。

加强医疗运行管理，召开医院医疗工作大会、后勤保障大会，强化管理部门职责；修订完善《落实保障工作二十条》《医疗工作三十条》，实行责、权、利统一的医疗质量及病人安全责任制。

3. 提供完美医疗服务

制定《提高医疗质量，开展文明优质服务，减轻病人负担措施三十条》，并在全院广泛开展“文明优质服务”活动，倡导优质服务、微笑服务、完美服务，并将其纳入科室、个人考评内容，与评比、分配、奖励挂钩，提出了“医患关系零距离，患者满意零投诉”的服务目标，把对病人的尊重、理解、信任和关怀贯穿在医疗服务的全过程，体现到医护人员一言一行上。

4. 实行开门评院，加强医患沟通

通过定期交流等形式加强医护人员与住院病人的沟通；采取座谈会、新闻发布会等形式加强与媒体沟通，通过媒体加强与社会公众沟通；实行开门评院，聘请院风、行风社会监督员，邀请社会各界代表等对医院医疗服务质量和水平提出意见和建议。

（三）弘扬无私奉献的公益文化

坚持公益性是同济医院的重要责任，也是深化医院文化建设、培育职工职业精神的重要抓手。

1．长期义诊，屡获荣誉

长期组织医务人员参加援非、援藏、援疆、防治艾滋病、万名医生支援农村、千名医生下基层、国家医疗队等活动，赴非洲莱索托，中国湖北省巴东、长阳、红安、大悟、恩施，中国山西省忻州以及新疆维吾尔自治区、西藏自治区、青海等地，进行义诊、住院手术示范、培训当地医务人员、深入基层进行医疗卫生服务指导。医院被授予“援外工作先进集体”“卫生援藏援疆先进集体”“全省对口支援工作先进集体”“博士服务团”工作先进单位等称号；多人被评为“全国医药卫生系统城乡对口支援先进个人”；全省“援藏援疆先进个人”等。

2．积极发挥引领、辐射作用

无私帮扶湖北省咸宁市咸宁中心医院、湖北省省直医院、黄冈市黄冈区人民医院、海南省文昌医院，派出专家担任这些被帮扶医院的院长、科室主任，全面负责学科建设、人才培养和技术指导工作。近年来，派出千余人次专家开展周末门诊、手术、查房等，切实提高了被帮扶医院的医疗服务能力和管理水平。帮扶成效受到国家卫生部、湖北省委、省政府及省卫生厅的高度评价，新华社内参予以报道。目前同济医院仍在帮扶江西省信丰市、福建省宁德市等地医院。

3．认真完成重大社会医疗救助任务

发挥“国家队”作用，圆满完成一系列重要会议、重大活动和突发卫生应急事件的医疗保障和医疗救治任务，在抗洪救灾、抗击“非典”、抗震救灾等行动中，充分显示了全院职工无私奉献、一心赴救的精神。积极参与云南省的“3・1”昆明火车站暴力恐怖案、新疆“5・22”乌鲁木齐恐怖袭击案、“8・2”昆山工厂爆炸事故救援、“6・1”东方之星客轮倾覆事件救援、陕西安康山区胡蜂蜇人事件等重大救治任务，以及我国埃博拉疫情排查工作，国家卫生与计划生育委员会对医院多名专家提出了表扬。

同济医院

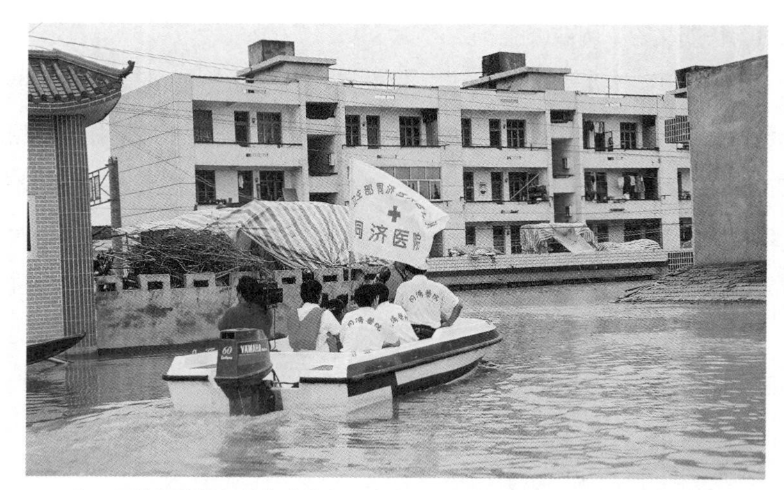

1998年，同济医院组织的抗洪救灾医疗队被湖北省委、省政府、省军区授予湖北省卫生系统唯一的一等功

向“非典”宣战
同济医院新护士授帽仪式

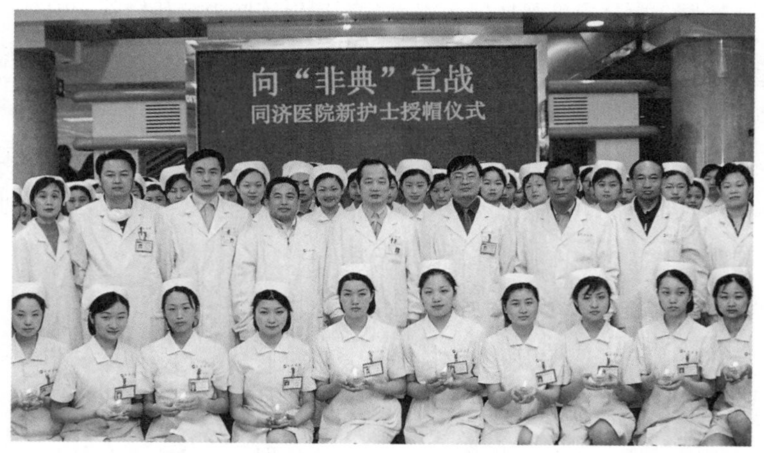

2003年，同济医院积极组织抗击“非典”。实现了“不漏诊一个‘非典’病人、不感染一个医务人员、一心赴救”的“三个一”目标

（四）践行良好的医院行为文化

职工是医院的主体，良好的职工群体行为决定着医院的精神风貌和医院的文明程度，体现了医务人员的职业精神，同济医院着重开展了十大工程：

1. 学习型医院创建工程

严谨的学风、院风是同济医院文化的突出特点。医院构建了较为完善的终身学习体系，通过进修、培训、学术讲座、新知识报告会、读书报告会等形式，形成多层次、全方位的学习体系，建立了一套规范的、严格的学习运行机制、政策引导机制、督促检查机制、评估考核机制。如对个人学习实行学分制管理，学分与职称晋升、年终奖金、干部使用、人员聘用等制度挂钩，使终身学习成为职工的习惯。

2. 医院形象塑造工程

广泛征集、制作了院徽、院旗、院歌、院标，完成CI形象设计，使医院文化和精神具备了外在表现形式；制定了职工守则、行医准则、文明用语等操作规章制度，严格规范职工行为，加强职工自我约束；开展“人人都是同济形象”活动，使每个职工认识到个人言行在医院形象传播中的重要价值，从而在工作和日常生活中自觉维护医院形象；坚持30年开展“文明科室评比”活动，不断修订完善评比细则，以集体荣誉感引导职工崇尚文明。

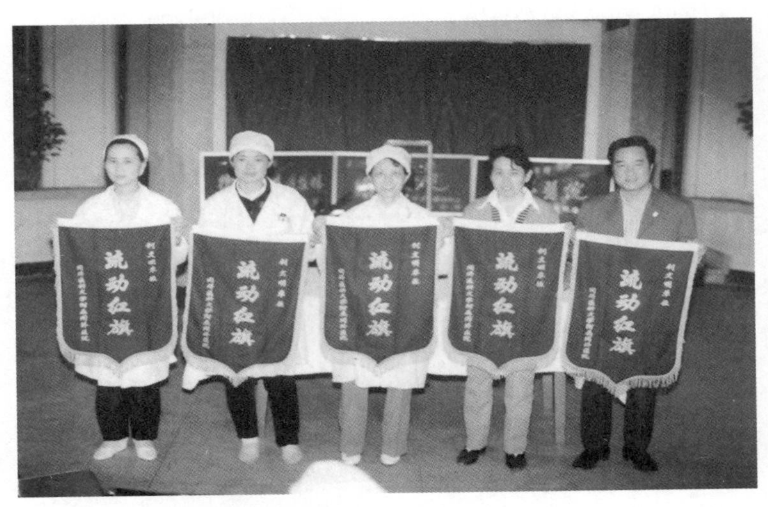

1986年同济医院举行首次文明科室评比

3. 制度文化培育工程

将“格物穷理，同舟共济”和“严谨求实、开拓创新、一心赴救、精益求精”等医院独特的价值观和文化观融入医院的制度建设、队伍建设、日常管理和发展规划中，凸现源远流长的文化底蕴和名院风范；加强医院管理和运行制度的传承与创新，始终坚持“党委领导下的院长负责制”，制定完善医院党委会、常委会议事规则和院长办公会议事规则，与时俱进调整完善医院各项规章制度；院党政领导带头依规办事，在全院形成了遵守规则、服从制度、按制度办事的文化氛围。

4. 廉政文化教育工程

院党委将廉政文化教育与党风廉政教育和职业道德教育紧密结合起来，每年5月被定为党风廉政建设教育月，组织党员、干部学习反腐倡廉的重要精神，收看党风党纪教育和警示教育片等，不断加强思想教育，增强党员干部的遵纪守法意识、廉洁自律意识和责任意识，发挥党员干部的模范带头作用。

定期组织开展“裘法祖医德风范奖”活动，弘扬正气，传递正能量，

庆祝同济医院建院 108 周年
暨第三届文化艺术节闭幕式
1900—2008

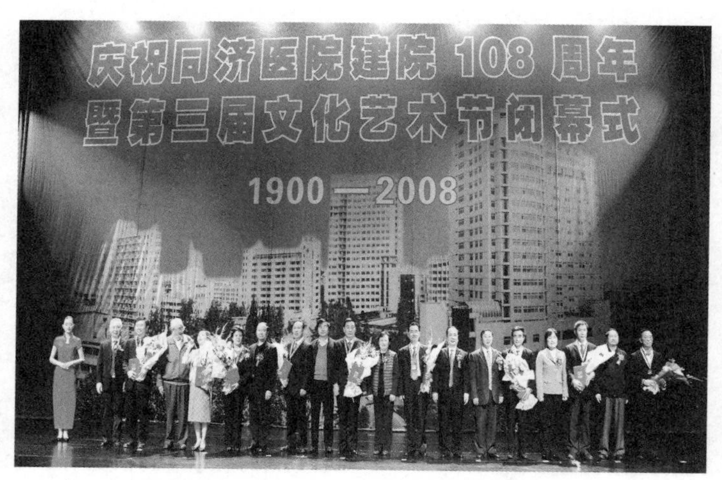

2008年，同济医院举办了首届“裘法祖医德风范奖”评选活动

产生了积极的社会影响；严格落实国家卫生与计划生育委员会提出的“九不准”要求，完善医德医风考评档案，每年对医务人员医德医风情况进行一次自我总结和科室考评，结果记入档案。

5. 科研氛围营造工程

医院坚持科研创新优良传统，加大科研和人才资助力度，加强科研诚信教育和管理。实施“Top战略”，加大同济优秀青年人才选拔，修订完善人才吸引、培养、管理制度，着力加大对人才培养的力度，设立“同济科学家”“同济新名医”等奖励制度。设立科研启动基金，增强创新意识，鼓励扶持中青年从事医学科学研究，资助优秀人才赴国内外一流大学从师于一流导师。一系列科研战略和人才培养战略，营造了医院严谨、创新、求实的科研氛围，形成了结构合理、高效精干的学术梯队和人才梯队，在重点学科领域，一批中青年专家已发挥出学术支撑和带头作用。

6. 党员奉献日工程

院党委将每年“七一”建党节的前一个星期日定为“党员奉献日”，党员和入党积极分子参与“党员奉献日”活动。这一活动坚持开展了近30

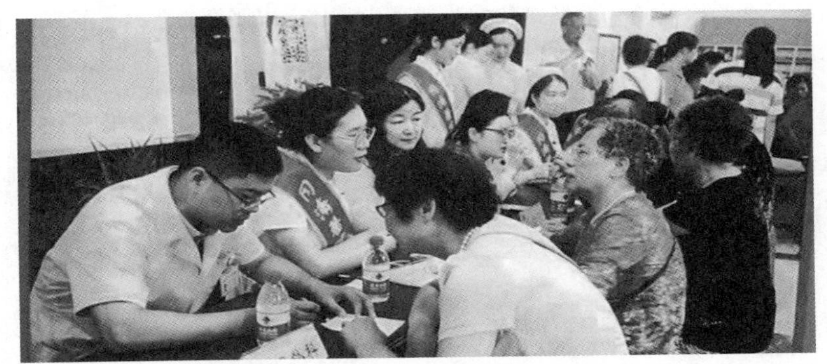

同济医院综合医疗科党支部长年坚持“党员奉献日”活动，活动当日拍摄的照片入选2017年9月由中宣部等部门联合举办的“砥砺奋进的五年”大型成就展

年，近3万人次参与活动。通过义诊咨询、捐建图书馆、关爱儿童、关爱老人等多种形式，进行党性教育，强化大爱无疆的奉献精神。许多党支部接力传递、代代传承，使奉献日活动成为党支部的品牌、医院的品牌。

7. 职工素质教育工程

定期举办职工素质教育培训班，根据不同类型的人员，选择不同的培训内容。培训班聘请社会知名专家，进行职业精神、人际沟通、医疗纠纷防范等方面的讲座，医院主要领导还就医院长期发展目标、医院战略选择、医院发展现状等内容，与职工进行面对面的交流和沟通。

8. 青年志愿者工程

针对医院35岁以下的青年在全院职工中所占比例近75%的特点，院团委在院党委领导下，组织开展适合青年特点的理想、宗旨教育活动和青年志愿者工程，推进志愿服务。开展“青年医师就职宣誓”“同济文化之旅”“奉献在岗位、满意在同济”的主题活动，积极创建国家级“青年文明号”“青年岗位能手”。这些主题鲜明、形式新颖的活动使医院中青年优秀人才达到自我教育、自我提高的目的。

9. 职工文体活动工程

以丰富多彩的文体活动陶冶职工情操，培养高雅的情趣，形成了单年举办“运动会”、双年举办“医院文化艺术节”的传统。医院文化艺术节以群众喜闻乐见的艺术形式和文化活动为载体，以团结、激励、凝聚职工力量为目的，集中开展职工文艺会演，院歌比赛，职工书法、绘画、摄影展，交响乐晚会等多种形式的活动。用健康的文体活动占领文化阵地，既丰富了职工的业余文化生活，又培养了职工的集体荣誉感、责任感，增强了凝聚力。

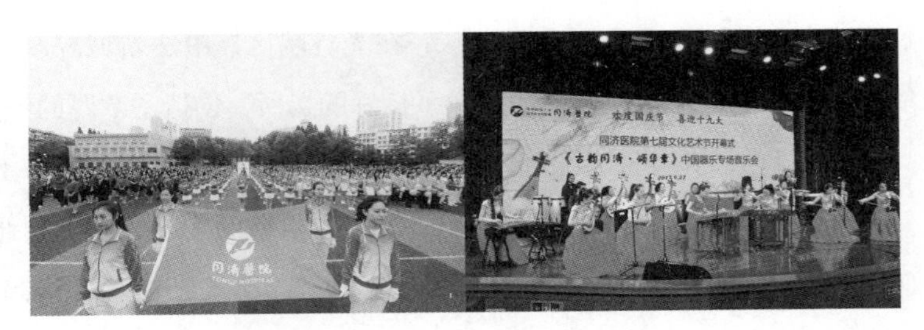

丰富多彩的文体活动和文化活动，展现同济医院良好精神风貌、凝聚职工力量、传播医院正能量

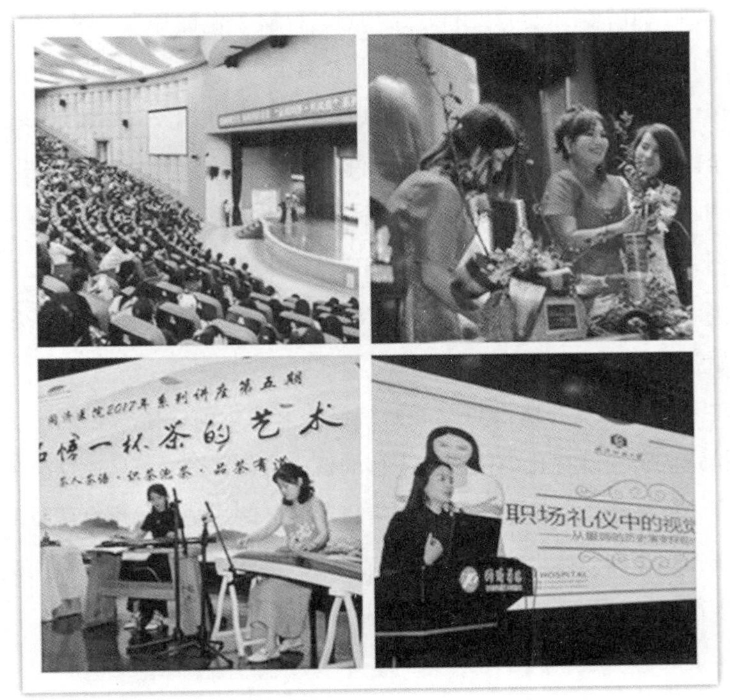

同济医院文化艺术节之诗词文化、插花艺术、茶道文化、职场礼仪活动

10．文化基础设施建设工程

医院加强文化建设投入，用于改造环境，增添文化建设设施，修建体育活动中心、足球场；开展了医院美化绿化工程，改造门诊大厅，统一

病区文化氛围，建设庭院区、院区；在光谷院区、中法新城院区修建院史墙，为开展职工文化建设活动提供了良好的场所，创造了浓厚的氛围。

积极向上的同济文化，展现了蓬勃向上的医院精神和蒸蒸日上的医院建设与发展。目前，同济医院已经成为中国重要的医学殿堂。湖北省三位医学院士均产生于同济医院，同济医院还拥有4名长江学者、3名中组部千人计划成员、8名国家杰出青年基金项目获得者等一大批医学拔尖人才；医疗服务量始终居全国前列，62个临床医技科室中，拥有11个国家级重点学科、30个国家重点专科建设项目；科研工作被誉为“同济现象”，获得了11项国家级二等奖，拥有1个世界卫生组织研究与培训中心、1个国家级医学研究中心、3个部委级重点实验室，每年获国家自然科学基金项目数居全国前列，连续四度10年SCI论文被引用数居全国第二；医院医学教育质量和水平得到了广泛认可，国家规划教材主编、副主编人数始终居于全国前列，连续四次参加全国大学生临床技能大赛，一次获特等奖，三次获一等奖。医院连续14年保持“全国文明单位”荣誉称号，在国内各种排行榜中始终居全国前十，华中第一。

同济医院的建设与发展始终与国家命运前途紧密相连，这是进一步推进同济医院文化建设坚定不移的核心价值。对同济医院文化的继承和发展，就是要进一步坚定文化自信和发展自信，在坚持优良传统的基础上持续拓展创新，使之成为推进医院发展、投身健康中国建设更加坚实的文化支撑。

（闫　明）

第六章　湘雅二医院“四位一体”医院文化

中南大学湘雅二医院（以下简称湘雅二医院）前身是湖南医学院第二附属医院，1958年正式开院。一代代湘雅二医院人，不断传承和弘扬百年湘雅“如履薄冰、如临深渊”的行医理念和“公勇勤慎、诚爱谦廉、求真求确、必邃必专”的湘雅精神，不断强化责任、质量、仁爱、员工“四位一体”的医院文化建设，积淀成了“担当重若山，技术硬如钢，服务柔似水，医院亲如家”的文化内涵。医院始终不忘初心，牢记建院初期的29字办院方针：“救死扶伤，牺牲个人利益；勤俭办院，减轻病人负担；全心全意为人民服务”，坚守着理想和情操，沿着先贤的足迹，一步一个脚印走向辉煌。昔日荒山野岭，如今高楼林立；曾经风雨坎坷，如今名满华夏。数以百万计的病人在这里获得新生；数以万计的医学生在这里育成；数以千计的医学成果在这里诞生。

第一节 “四位一体”医院文化的形成过程

一、与生俱来的文化基因

在湘江之畔成长起来的湘雅二医院，湖湘文化和百年湘雅的历史传统是其成长的土壤，也使其打上了湖湘与湘雅的文化烙印。

湖南，自古就有“人文湘楚，山水湖南”之美誉，自炎帝于姜水而徙于南，数千年来，湖湘文化之发展可谓大儒迭起，书院崛兴，承前启

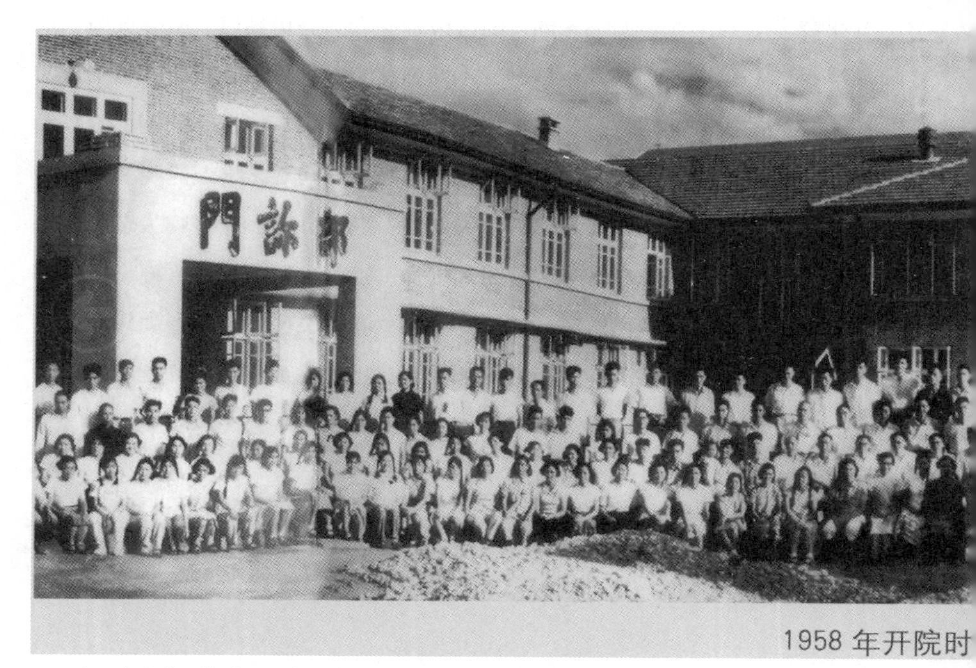

1958年，中南大学湘雅二医院开院时，全院职工合影留念

后。湖湘文化经过了千余年的演进历程，发展到今天可谓流光溢彩、绚烂夺目。

荆楚之域，历代名医更是迭出不穷。初有炎帝神农氏“尝味草木，宣药疗疾，救夭伤人命”；汉苏耽“庭中井水，檐边橘树，可以代养。井水一升，橘叶一枚，可疗一人”的世传“橘井泉香”佳话；又有长沙马王堆出土古医书14种，医经、经方、房中、神仙四者毕俱，可谓中国医学稀世之璧玉。

1906年，西医入湘。以湘雅之首创者胡美（Edward Hicks Hume）、颜福庆博士等为代表的西医和西方传教士在中国传播西方医学，不仅培养了近代医学人才，促进了湖南公共卫生事业的进步，更重要的是帮助人们树立起了近代公共卫生意识和文明观念，其社会效应远远超过了医学本身，

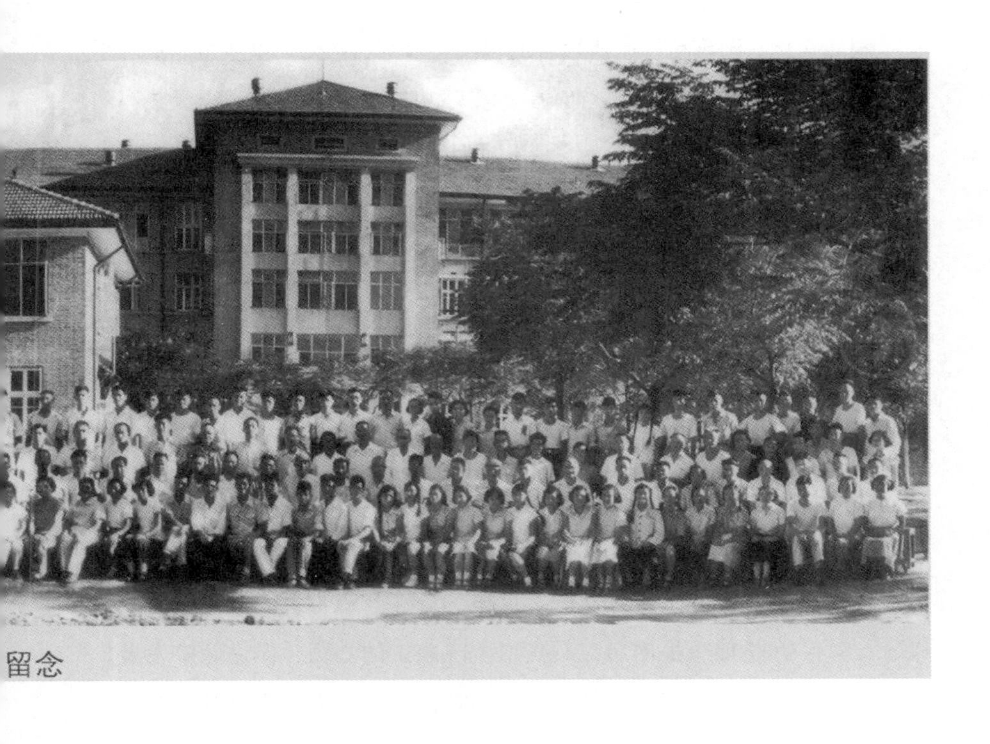

留念

扩大到了公共卫生、妇女解放等方面。

百年来，通过一代代湘雅人前赴后继的探索与奋进，逐渐铸成了使每个湘雅人引以为豪的湘雅精神。湘雅精神内涵十分丰富，概括起来主要有：严谨治学的优良传统，公勇勤慎、诚爱谦廉、求真求确、必邃必专的校训，勤奋严谨、团结进取的校风，重质量、重水平、重特色的办学风格，如履薄冰、如临深渊的行医理念等。

湘雅二医院于1956年10月由国家卫生部和湖南省人民政府批准建立，旨在满足临床教学的迫切需要，同时也为了培养更多的医学人才，更好地服务百姓健康。当时，一支由医师、护士、干部、工人组成的建院大军，团结协作，排除艰难，恪尽职守，日夜奋战，携手在古坟遍布的一片荒山和烂泥中，开垦和建设出了一座与湘雅医院同等规模的现代化新型教学医院。1958年8月1日，医院正式开诊。老一辈的湘雅人来到这里，也自然把“湘雅文化”的“基因”带到这里。

湖湘文化、湘雅精神中所蕴含的担当、求实、仁爱、重质量、重水平等文化基因，为湘雅二医院“四位一体”文化的形成，创造了得天独厚的条件。

二、建院初期的办院理念

一个群体、一家单位的文化，除了受先天因素、历史传统的影响，也受到其所处时代、外部环境、发展历程等因素的深刻影响。医院虽然有着与生俱来的湘雅血脉，但是诞生之初所处的社会环境，以及相对于老湘雅不同的使命，使得医院文化逐渐产生了与老湘雅不同的文化属性和特质。

医院诞生于社会主义建设初期，建院伊始，就提出了“救死扶伤，牺牲个人利益；勤俭办院，减轻病人负担；全心全意为人民服务”的办院理念。这一办院理念提出后，对凝聚全院职工的心力，促进医院发展，提高服务质量都产生了积极的影响，同时，也对后来医院的发展有着正面的引领和促进作用。如今，在医院的院史馆里，仍然展陈着办院理念这29字，而且它还在发挥着无穷的教育和引领作用，成为医院文化的重要特质。

（一）救死扶伤，牺牲个人利益

生命高于一切，医者是生命的捍卫者，所以，救死扶伤是医者职责使命的高度概括。这一使命，即使时间流逝，也永不褪色，而且会越发闪亮。如今所提出的“敬佑生命、救死扶伤、甘于奉献、大爱无疆”的医疗卫生职业精神，“救死扶伤”依然被放在十分突出的位置。而牺牲个人利益，则是对医者奉献的要求，医者是一个特别需要奉献、特别需要爱心、特别需要牺牲的职业。这一要求的提出，体现了医院前辈们对医者职业的清醒认识，也为后来者树立了榜样，并时刻激励后来者要敢于担当，不计个人得失；要改善质量和服务，履行救死扶伤的天职。

（二）勤俭办院，减轻病人负担

在建院初期，勤俭办院屡被提及，这一方面受当时社会经济发展的环境所制约；另一方面，也体现了前辈们不畏困难、自力更生的顽强意志。而减轻病人负担，可以说是勤俭办院的目的之一，也是对医务人员职业操守的重要要求。人们常说勤俭持家，所以从勤俭办院中也可以看出二院前辈们“视医院如家、视病人如亲人”的理念。

（三）全心全意为人民服务

全心全意为人民服务是中国共产党的根本宗旨，将其列入办院理念之中，充分体现了医院的社会主义办院方向，充分体现了医院对党的根本宗旨和基本纲领的坚决贯彻。正是这种全心全意的要求，使得历代二院人在国家召唤和使命下勇往直前。

三、凝聚医院精神的文化符号

随着医院的不断发展和壮大，为进一步增强全体教职工的爱院意识和凝聚力，在建院40周年前夕，医院党政决定通过院徽和院训这两个文化符号，将医院精神灌注其中，起到凝心聚力的作用。1997年11月，医院向全院教职工（含离退休职工）和在校学生、研究生发布了医院院徽和院训征集令。当时对院徽的要求是能够生动、形象地反映医院；对院训的要求是继往开来，全体教职工都能以此团结、自警、自律、开拓、进取、向上，而且能自觉遵守。

在征集活动中，全院教职工本着为医院添光彩，为精神文明建设做贡献的精神，积极参与，踊跃投稿。不到2个月的时间里，收到院训征集稿98条，院徽征集图案96幅，而后交由院内部分教授、专家及中青年骨干等42人组成的评审组认真评审，经过2次3轮无记名投票，按最后得票多少，共评选出入围院徽、院训各3幅（条）。入选的院训又经2次院务会讨论、修改，决定将“敬业、爱岗、求实、创新”和“济世、崇德、求实、创新”两条院训作为初稿呈送，待批稿报湖南医科大学。1998年4月7日，湖南医科大学批复，确定院训为“团结、严谨、求实、创新”。至此，医院院训诞生。

1. 院训

团结、严谨、求实、创新。

释义：

团结：团结产生合力和凝聚力，上下一心，和衷共济，同铸辉煌。

严谨：严格要求，认真细致，精益求精，一丝不苟。

求实：讲究实际，追求实效，实事求是，踏踏实实地做好每一件事。

创新：开拓进取，积极探索，改革创新，不断攀登医学高峰。

而征集的院徽图案，经医院党政联席会，并邀请湖南省部分著名专家、教授多次讨论、修改，最后确定两幅图案报湖南医科大学审批。1998

年4月7日，湖南医科大学校务会对此进行了专题研究并批复，原则上同意所报院徽图案。根据批复意见，医院委托相关公司再次做了修改，至此，医院院徽诞生。

2. 院徽图案

释义：

（1）图案中绽开的“杏花”和内含的“十”字标志着医院的行业特征，体现了救死扶伤、全心全意为病人服务的宗旨。

（2）图案底部三线四折，既如“白衣天使”展开的双翅，又寓意医院服务覆盖三湘大地，加上全图富有动感，由下至上的整体透视效果，象征医院事业蒸蒸日上、迈向新世纪的进取精神和辉煌前景。

（3）整个图案犹如一只花篮，象征“健康、温馨和友好”，蕴含了医院使命及对病人的美好祝愿。

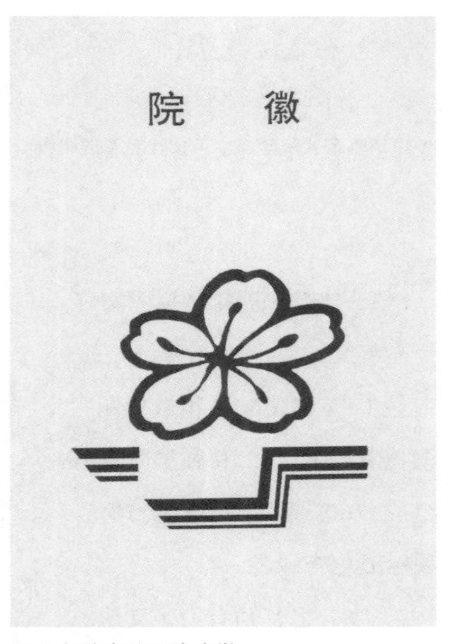

1998年确定的医院院徽

建院60周年前夕，在医院视觉识别系统（VIS）设计过程中，经院文化建设委员会、院党委会讨论，对院徽图案和院名的搭配作了规范，增加了圆形徽章等多种组合，并设计了建院60周年系列活动徽标。

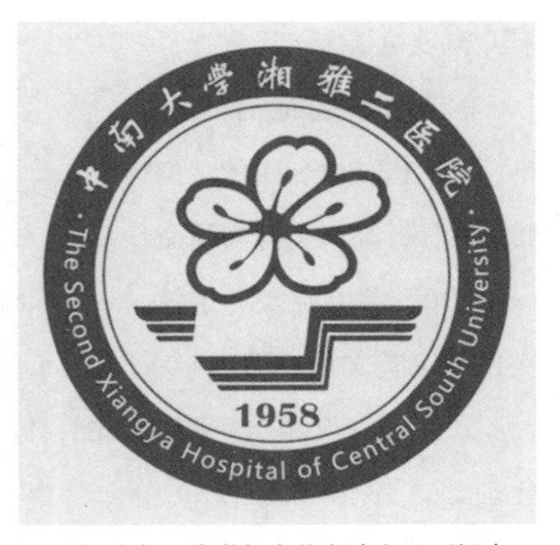

2017年确定的院徽与中英文院名圆形组合

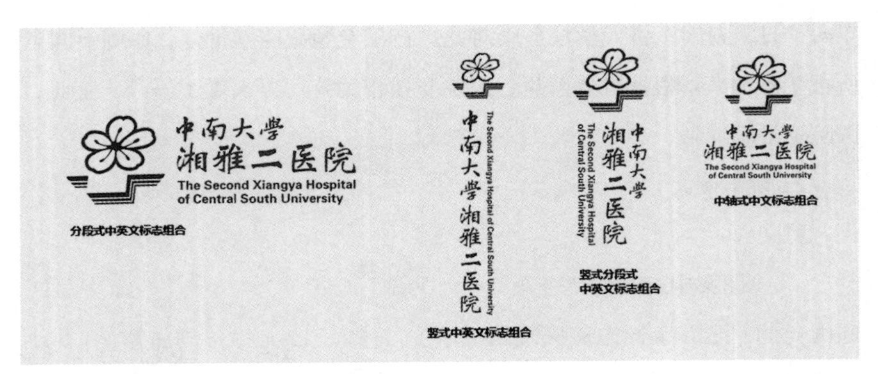

2017年确定的院徽与中英文院名条形组合

3．建院60周年徽标图案

释义：

（1）建院60周年徽标图案。由数字“6”和圆形院徽组成“60”字样，红色与医院标准色杏绿各一个。

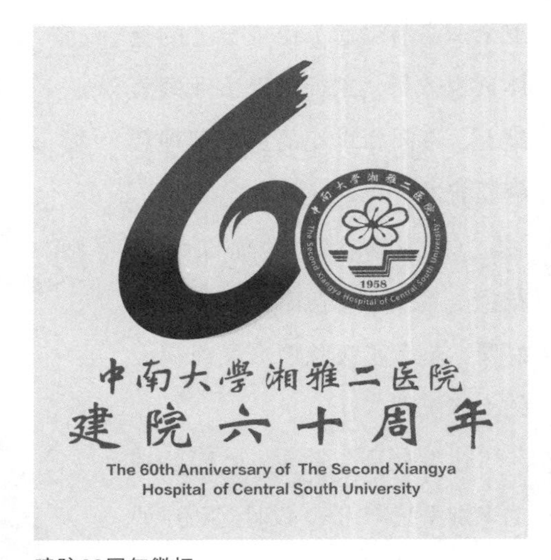

建院60周年徽标

“6”字苍劲有力，又像卷起的潮头，取昂扬向上、挺立潮头之意。

“6”字起笔有“山”形，代表医院文化中的“担当重若山”，高举责任与使命。

“0”字以院徽为主体，突出了医院文化标识。

“6”“0”结合，刚柔搭配，体现“技术硬如钢、服务柔似水”的文化理念。

（2）“迈向新世纪”根据时效，修改为“迈向未来”。

从院徽院训及其释义中不难发现，责任担当、追求质量、关爱病人、改善服务、爱院如家等，一直是其中的核心要义和主要内涵。这些核心要义既继承了湘雅文化和办院理念，也发展和强化了湘雅二医院的文化精神。

四、“四位一体”文化理念的提出

经过数10年的发展积淀，特别是近年来，医院在面临国家指令性任务、医药卫生体制改革等方面的出色表现，以及建设职工之家、幸福二院的探索实践中，责任、质量、仁爱、员工等方面的文化特征越发凸现，“四位一体”的文化理念呼之欲出。

2010年，党的十七届六中全会提出了建设社会主义文化强国的战略。12月2日，中南大学举行学习贯彻十七届六中全会精神理论研讨会。会上，医院党委书记周智广代表医院做了题为《传承　融合　创新——湘雅二医院文化强院之理念与实践》的发言。在发言中，就医院文化强院的理念与实践进行了阐述，并将医院文化建设的理念与实践总结为“四位一体”的文化理念，即责任、质量、仁爱和员工，其主要内涵包括“担当重若山、技术硬如钢、服务柔似水、医院亲如家”，标志着“四位一体”文化理念的正式提出。

第二节　“四位一体”医院文化的内涵

湘雅二医院把医院文化作为医院发展的精神动力和智力支撑，传承湖湘血脉、弘扬湘雅精神，成立了医院文化建设领导小组及工作小组，制定了“十二五”“十三五”医院文化建设专项规划，不断强化责任、质量、仁爱和员工“四位一体”的医院文化建设，将医院文化精神内化于心、外化于行。

一、“四位一体”医院文化的主要内涵

一是培育和弘扬“担当重若山”的理念，彰显责任文化，争当行业先锋。医院社会责任本质上是医院文化中的价值观念，属于医院的精神文化，并贯穿、体现在医院的制度、行为和物质文化之中。在医院文化建设过程中，要通过培养和强化敢于担当、甘于担当、能够担当的医院精神，并将这种精神贯穿到医院制度、行为以及物质文化里。

二是培育和弘扬“技术硬如钢”的理念，彰显质量文化，争当技术权威。医院质量包括医疗质量、工作质量、服务质量、环境质量等，但集中反映为医疗质量。它是医院管理层和员工在实践中形成的质量宗旨、质量理念、质量道德、质量行为规范和准则等的总和。质量文化就是要引导和帮助医务人员树立生命至上的质量意识和精益求精的钻研精神。

三是培育和弘扬“服务柔似水”的理念，彰显仁爱文化，争当服务明星。医乃仁术，无论古今中外，医学都被定位为一种弘扬和彰显仁爱精神的职业。服务是现代医院重要核心竞争力之一，也是人民群众就医体验的重要感知来源。以仁爱精神来统领医院服务文化的建设，真正以“爱”来做服务，弘扬人文精神，使之成为医院一种长久的品牌和发展动力。

四是培育和弘扬“医院亲如家”的理念，彰显员工文化，争创和谐医院。医务人员是医疗服务的提供者，直接服务于人民群众，是医疗卫生事业可持续发展的根本和内因所在。医院亲如家的员工文化，就是要在医院发展过程中，坚持以人为本，将医院发展与员工的发展紧密相连，将医院利益与职工群众的利益紧密相连，真正做到发展依靠员工，发展为了员工，发展成果为员工共享，把医院建成员工温馨、和睦、温暖的家。

二、“四位一体”医院文化的有机统一

深刻把握“四位一体”的医院文化，必须深刻理解其丰富内涵。“四位一体”医院文化的四个方面是一个有机整体，其中责任是引领，质量是根本，仁爱是灵魂，员工是条件，四个方面相辅相成、相互促进、相得益彰。

（一）“四位一体”的医院文化是对东西方优秀医学文化的继承

我国古代医学倡导“医乃仁术”“大医精诚”。唐代大医学家孙思邈在其名著《备急千金要方》中写道：“凡大医治病，必当安神定志，无欲无求，先发大慈恻隐之心，誓愿普救含灵之苦。”西方古代医学主张既要认真诊治疾病，也要关注疾病给病人带来的精神上的痛楚，要给予病人以情感上的关照，而不仅仅是对疾病的治疗。现代护理学创始人南丁格尔正是通过规范的护理、合理的饮食以及情感的投入，使战场上的伤员得到躯体上的康复和精神上的慰藉。“四位一体”四个方面都继承了这些优秀的医学文化传统，有着内在的统一性和延续性，是在当前时代背景下，对东西方医学文化的继承和发扬。

（二）“四位一体”的医院文化顺应了新医改对医疗卫生事业的要求

建立健全覆盖城乡居民的基本医疗卫生制度，为群众提供安全、有效、方便、价廉的医疗卫生服务，是新医改形势下，党和政府对医疗卫生事业提出的要求。建设“四位一体”的医院文化，一是有利于促进医务人员积极投身新一轮医药卫生体制改革，在改革中出色完成各项任务。二是激发大家的创业干事热情，使大家在改革中敢闯敢试，为新医改创造新经验。三是促进医务人员刻苦钻研医疗技术，弘扬以人为本的服务精神，提升医院的技术能力和服务水平，为中国式医改的成功奠定基础。

（三）“四位一体”的医院文化其目标就是要满足人民群众的健康需求

30年前，美国罗彻斯特大学恩格尔教授提出了现代医学从“生物医学”逐渐演变为“生物—社会—心理医学”的论断。新的医学模式不仅要求提高医务人员的科学素质，而且要求提高其人文素质。“四位一体”的文化建设不仅关注技术、服务，更关注医务人员内在素质与修养；不仅有利于搞好当前的医疗卫生服务，还有利于医疗卫生人才的培养和医疗卫生事业的长远发展。

第三节 “四位一体”医院文化与湘雅精神

一、湘雅精神是“四位一体”医院文化的成长土壤

作为湘雅医学的重要组成部分，百年湘雅的文化传统是湘雅二医院精神文化的直接母体，老湘雅的行医理念、价值体系都深深地影响着湘雅二医院文化的形成。

（一）公而有责、敢于担当的家国情怀是责任文化之源

有人把医生的境界分为三种，即医匠、医师、医圣。医匠只知看病诊病，仅仅把人当成机器，自己则行使修理匠的职能；医师相对医匠，医术更高，更为重要的是能够恪守医生的职业德行，注重人文关怀，给病人全方位的治疗；而医圣，达到这种境界，不仅能够在医学上有所作为，成为本领域的楷模，而且还能够在社会中有所担当，其行为举止是典范，其精神更是值得全社会尊敬，能够为人类社会留下不朽的财富。

湘雅成立早期，是国际国内局势风云动荡的年代，湘雅学生没有两耳

不闻窗外事，而是积极融入时代洪流中，体现了湘雅学子的赤子情怀。如1918年12月28日，为庆祝协约国战胜德国的胜利，全体湘雅学生参加长沙各界市民的游行。1919年4月，湘雅学生自治会的龙伯坚、苏润坡等分别创办周双刊《学生救国报》（《学生救国报》后更名为《新湖南》）与月刊《新湖南》。“五四”运动后期，毛泽东主编的《湘江评论》被查封之后，学生自治会的龙伯坚、张维、李振翩等仍诚邀毛泽东来湘雅主编《新湖南》。1919年6月3日起，湖南学联响应京津学生的“五四”运动，同意湘雅罢课两周，以示声援。6月4日，在湘雅校园中设妇孺救济会及临时伤兵医院。同年12月6日，长沙学生抵制日货，湖南省政府施以高压，囚辱学生，湘雅也以罢课形式进行了抗议和声援。1920年6月，在湘雅新旧两校舍再设妇孺救济会，为社会服务。1925年4月12日，全校休业一天，追悼孙中山先生；同年6月3日和4日，学生停课两天，上街演讲，声援发生在上海的“五卅”惨案。

行医究竟应当为了什么？湘雅创校校长颜福庆先生以自己的非凡见解，超前地作了回答。他在《中华医学杂志》上发表了题为《中国医学事业之前途》一文，强调“吾人应就目下有效之师，创办一能为人人作服务之医治组织”“在人民经济落后，及可用医师数目公认标准尚远之吾国，为全国所需起见，公医制非唯一合理之解除困难方法乎？”颜福庆倡导公医制思想，既是言者，又是行者。他创办湘雅，一开始就确定学校的教学方针是把学生训练成既是好公民，又是合格的医师。他经常给学生灌输公医制度的优越性和为公众服务的精神，鼓励学生好好地为广大群众的医疗事业服务，千万不能走私人开业只顾个人福利的道路。后来“公”更是成为十六字湘雅精神之首，足见湘雅医学一心为公、湘雅学子追求天下大公的精神和情怀。

这种从合格医师，到合格公民，再到社会先驱的精神在湘雅的办校中处处得以体现。在北伐革命时期，一部分学生投笔从戎参加北伐军队。1927年，“马日事变”发生，整个长沙都笼罩在一片白色恐怖之中。这期间，湘雅学生陈文贵、王肇勋、张毅、凌敏猷、肖卓、徐克钦等十余人，先后投奔叶挺、贺龙领导的部队。7月下旬，他们均先后到达南昌，并参加了“向国民党反动派打响第一枪”的“八一”南昌起义。

在1918年的南北军阀战争中，醴陵、株洲两地受害极其严重。灾后社会各界纷纷捐款救助灾民，湘雅的在校学生经颜福庆校长同意，发起成立了湘雅医学校赈灾处，也为灾民募集捐款。

纵观历史，无论是战火纷飞还是天灾人祸，湘雅总是心系国家民族安危，发挥着救死扶伤的人道主义精神，用其大爱无私铸就了一代医魂，这些也成为湘雅二院“担当重若山”的责任文化的种子。

（二）求真求确、必邃必专的求索精神是质量文化之基

湘雅推行严格的淘汰制办学，追求精品教育，志在打造与美国甲种医科大学教育程度相当的教育品牌。

湘雅医学专门学校（现中南大学湘雅医学院）一成立，颜福庆即提出了一系列医学教育办学思想。层次性与精品化的办学模式是他的医学教育思想的最初也是最根本的体现。在宏观布局上主张医学教育层次性，设有补习班、预科班和本科班：补习班1年，注重英文；预科班2年，注重化学、生物、物理3门学科；本科班5年，多自预科班升学。在办学标准上追求精品教育模式，教学计划、教学内容、教学方法以及前期、后期的教学都与当时美国第一流的医科院校一样，设备也是最先进的，其目标就是要将湘雅医学专门学校办成中国现代高等医学教育机构。在办学方法上实行严格的淘汰制。将“严格、严肃、严厉”的“三严”精神贯彻始终，对学生的培养每一个环节都不放过。比如，新生入学时要进行资格审查，呈验合格的高中毕业证、医学预科学位毕业证或是相当于大学理科修业期满2年以上的成绩证，并且需有证明品行端正的保荐书和健康证明。此外，还要进行入学考试。学生入校后，注重自我管理，并受到一系列规章制度的约束。

注重对学生的基础与外文训练，对临床实习要求很高，考试制度特别严格，学生的淘汰率很高。湘雅医学专门学校第三班入补习科学习时总人数是36名，经过医预科、本科阶段的学习陆续被淘汰的有32人，最后随原班毕业的只有4人，淘汰率达88.8%。至1927年，湘雅共培养7届共计49名学生，即每届平均毕业生只有7人。正是这种严谨的作风，成就了湘雅医学的品牌，在教育部组织的1977级、1978级、1979级全国统考中，湘雅医学院的统考成绩获得教育部“三连冠”。而与中南大学合并组建后，中南学子获得全国高等医学院校临床技能竞赛五个特等奖，更体现了这种求索精神的传承与弘扬，而这些都是医院“技术硬如钢”的质量文化得以充分传承的体现。

（三）医乃仁术、待患如亲的医者情怀是仁爱文化之核

医乃仁术、待患如亲是中国传统医者的重要内涵，也是百年湘雅一以贯之的医者情怀，而这些，都是湘雅二医院如今“服务柔似水”的仁爱文化之核。

据记载，在湘雅医院开业初期，胡美医生曾接诊过一位小患者。检查发现孩子已全身被毒素感染，以致连探针探查伤口这一小手术都没能承受得住，3小时后不幸在医院夭折。术前为了表示对医生的信任，孩子的父亲还立下生死文书“如发生任何意外，概由我们自己负责”。令他没有想到的是，胡美医生还给他送了一副“乡里人怎么也买不起的棺材”，让孩子的父亲十分感动，特地来到医院致谢，并动情说道：“四海之内皆兄弟”。

1923年10月版的《湘雅》杂志，在“最近湘雅大事记”中有这样一条关于设立社会服务部，并开放免费门诊和免费床位的记载：“贫病者予以免费，残废者教以手工，无家可归者代为谋生，入院时慰之以温言，住院时代访其家属，出院时探问其痊状，子病代慰其亲，母病代育其婴儿，残废者则介绍于善堂，死亡者则代营其丧葬，盖其主旨，不仅在医病而在医

人，一切以国无废人为归，其意至良，其法至善矣。”

生于上海的周某，淞沪抗战时随父母逃难至湖北的天门，继续前往湖南时，途中与父母走散。约10岁的他，随逃难的人群到长沙后，因左腿患化脓性疮疡而高热不退，躺在坡子街附近的街道旁乞讨。某日，恰逢湘雅医院的美籍护士夏淑纯（音译）女士到街头救助难民时发现了他。夏护士问明他的情况后，没让他交一分钱，便领他到湘雅医院住院。经医师诊断为骨髓炎后，行左下肢截除术方保住性命。痊愈后，他又获院方收留，虽已残疾，但医院教他学做力所能及的缝纫工，专事被单、窗帘等杂件的缝制，成为湘雅系统的正式员工。

1933年3月4日，长城抗战爆发。10日，时任湘雅医学院院长的王子玕先生亲自率领湘雅救护队赶赴北平，参加了这一战役的医疗救护工作，直至4月中旬才返回长沙。卢沟桥事变发生后，1938年8月上旬，湘雅教授肖元定医师率领由高年级学生组成的第八医疗救护队，赶赴华北一线战场，支援抗日战争达半年之久。据资料记载，抗日战争时期，由长沙迁往贵阳的湘雅师生，在日军轰炸间隙，仍然坚持为当地农民治病。

这些发生在湘雅前辈身上的壮举，无不体现了仁术为民、服务社会的人本思想和高尚情操，更彰显了湘雅医学的人道主义精神，积淀成了厚重的湘雅传统，历经百年沉淀，发展成为今日医院仁爱文化之内核。

（四）关爱同事、爱院如家的优良家风是员工文化之要

有什么样的“家风”，就有什么样的“家人”。一个单位就是一个大家庭，大家庭的家风，即单位的文化。医院员工既是医院文化的代言人，也是医院文化的“哺育”对象。文化建设成风化人的作用，很大程度上就体现在对员工心灵、信仰的化成、育成和生成中。

关爱同事、爱院如家是湘雅的传统。这种传统，使得湘雅人不管是在中外合作办医的初创时代，还是战火纷飞的战争年代，抑或是颠沛流离的流亡途中，还是今天的和平年代，大家都能够紧紧相依，团结一致，心往

一处想，劲往一处使，不断将湘雅各项事业推向前进。

1937年11月24日，长沙城首遭敌机轰炸。接着南京陷落，武汉告急，长沙人心惶惶。国难当头，为了保护湘雅医学院教学设备，确保师生安全，继续为国家培养高级医学人才，校长张孝骞和校友们不顾美方反对，决定西迁。他们租用西南运输处的回空车辆，将全校40多吨教学仪器和图书资料经广西运往贵阳，而260多名学生、教职工及家属则乘车经湘西赴贵阳。辗转经过一个星期，终于在1938年11月胜利完成学校大转移，人员货物也完好无损。尔后又因战火，辗转至重庆。而留守长沙的湘雅医院屡遭日军破坏，1944年4月，留守的120余名医护职工及其家属被迫出城逃难，辗转湘潭石潭，桃江马迹塘，安化东坪镇等地。在那段流亡岁月中，生活之苦可想而知，医院员工宁愿受苦挨饿，也不愿动用从长沙带来的一批黄金。这些黄金由凌惠扬医生等分散保管着，抗日战争胜利后，他们再将黄金收集交院，未动分毫。

这样的事例在百年湘雅的发展历程中还有很多很多，这样一种互相关爱、热爱集体的精神历久弥新，并不断地在湘雅人的心中积淀。湘雅二医院“四位一体”文化理念中，“医院亲如家”的员工文化，正是传承和弘扬了湘雅文化中的这样一种特质。

二、“四位一体”医院文化是湘雅精神的新发展

（一）新在时代内涵

“四位一体”医院文化有着深刻的时代意义，符合社会主义核心价值体系建设需要。党的十七届六中全会提出，社会主义核心价值体系是兴国之魂，是社会主义先进文化的精髓，决定着中国特色社会主义发展方向。医院文化是社会文化的重要组成部分，其灵魂是由价值观、理想追求、精神面貌、道德情感等组成，与社会主义核心价值体系一脉相承。“四位一体”的文化建设是以社会主义核心价值为引领的医院文化建设，可以促进

医务人员更加牢固地坚持马克思主义指导思想，坚定中国特色社会主义共同理想，弘扬以爱国主义为核心的民族精神和以改革创新为核心的时代精神，树立和践行社会主义核心价值观。

（二）新在实践元素

精神文化是文化系统之核，是医院文化之魂。作为湘雅的一分子，湘雅二医院的医院文化，根在湘雅，魂在湘雅精神。从医院建立之日起，医院文化之根，在湘雅沃土里越扎越深；医院的文化之魂，在湘雅精神里浸染熏陶。而且，也没有忘记长出粗壮的枝干，开出鲜艳的花朵，结出累累的果实。而长出什么样的枝干，开出什么样的花朵，结出什么样的果实，这既有先天的成分，也有后天的养成，这就是取决于医院文化的力量。“四位一体”的医院文化，将看不见摸不着的湘雅精神具体化了，落实到医院工作的方方面面，使之从理念走向实践。从某种意义上说，“四位一体”医院文化是对湘雅精神从四个方面的实践经验的总结，并成为文化实践的指导和引领。如湘雅精神里的“公”，医院将其实践为担当，并在国家紧急医学救援队、援外支边等工作中不断加以实践和强化；如湘雅精神里的严谨，医院将其实践为质量之钢，并通过日常的医疗管理，不断将其具体化、制度化，使原本的湘雅精神“实化”，让其走入全院职工的心中，让其变成抬头可见，闭目可思，伸手可触的具体的载体，让湘雅精神更加气韵生动，生机勃勃。

（三）新在建设路径

“四位一体”医院文化，提出了一个系统化的医院文化建设路径，并进行了广泛而深入的探索，不断为湘雅精神增添新的内涵。这个路径是“以责任文化为引领，以质量文化为基础，以仁爱文化为归宿，以员工文化为动力”的系统过程。在某种程度上说，这一系统化路径的提出，表明医院的文化自觉。这种文化自觉是建立在对湘雅精神的传承和发展，并对湘雅使命的认识与领会的基础之上的，其必然也必须是对湘雅精神的新的发展。同时，湘雅精神的内涵是十分丰富的，在弘扬湘雅精神的过程中，如何结合医院自身发展来探索实现的路径尤为重要。如果说前面提到的实践元素是一颗颗珍珠的话，那么，如何将珍珠串起来，成为一串闪闪发光的项链，则是实践路径需要思考和解决的问题。而“四位一体”文化理念的提出，就在这方面做了很好的探索。虽然这串项链上珍珠的组合与排列不一定尽善尽美，甚至这根串绳还有些粗糙，但是它已经把散落的珍珠串了起来，使之交相辉映，光彩集聚。那么，这种文化建设过程，为湘雅精神在医院的落地提供了新的路径，也为医院文化建设提供了新的路径。

第四节　“四位一体”医院文化的具体实践

党的十九大报告，为卫生健康事业的发展指明了方向，也赋予了新的使命和责任。作为“国家队”医院，应该倍加弘扬担当精神、工匠精神、人文精神、集体主义精神，坚守“敬佑生命，救死扶伤，甘于奉献，大爱无疆”的医者初心，奋力推进健康中国建设，为实现中华民族伟大复兴，铸牢健康基石而奋斗。

一、弘扬“担当重若山”的担当精神，让医者使命更彰显

做医生是需要担当精神的，不敢担当、不能担当的医生，断然成不了好医生。而一家医院，如果缺少担当精神，就没有精气神。在实施健康中国战略的进程中，湘雅二医院要继续为医改这一世界难题贡献中国智慧，尤其需要彰显“国家队”的担当与作为。

湘雅二医院从成立至今，一直与人民健康同频共振，尤其是在国家使

命、重大应急救援面前，始终冲锋在前。如医院国家紧急医学救援队出征抗震救灾、监利沉船救援、“8·12”天津滨海新区爆炸事故等灾后救援，屡屡受到肯定和表彰。援外医疗队，远赴埃博拉爆发地驻守，为中非友谊做出了积极贡献。而在医药卫生体制改革中，二院人更是砥砺前行，2011年3月在全国率先成立跨省医疗联盟，目前已发展至21个省市的200多家医院。2016年初，作为首批参加属地公立医院药改的医院，实行药品零加成销售。2017年，由两个国家重大疾病临床医学研究中心牵头，成立跨区域专科医联体……这些改革举措，不仅促进了基层医院的发展，而且带动了其他医院投身医改的积极性。

党的十九大报告进一步提出了深化医药卫生体制改革，健全现代医院管理制度等目标要求。在接下来的时间里，医院将以习近平新时代中国特色社会主义思想为指导，在医药改革、紧急救援、健康扶贫，特别是在改变卫生健康事业发展不平衡不充分方面，继续弘扬担当精神，充分彰显新时代医者的责任与使命。

二、弘扬“技术硬如钢”的工匠精神，让医疗技术更精湛

医者也需要工匠精神。这对“国家队”医院来说，尤显重要，有了过硬的技术，才能让医生安心工作，让患者放心就诊，才能在国际医学竞争中，变跟跑、并跑为领跑。近些年来，湘雅二医院以医疗质量与安全为基础，以医疗新技术为突破，不断锤炼技术之钢，让工匠精神在医疗战线熠熠生辉。

基础医疗方面，医院坚持守底线、早预防、重细节。曾首创性地提出了湘雅医疗安全的SAFE-CARE体系，2017年又出台了规范医疗行为的“新八条”，为医疗安全加上了一道道“紧箍咒”。

培育“绝活”方面，医院以“人有专长、科有特色”为指导思想，医院对于临床诊疗中“一招灵”式的绝活予以大力支持，并积极创造条件，

让医务人员能够安心钻研专长、乐于发挥专长。如心血管外科周新民教授等完成的心肺联合移植术，患者已健康存活14年多，成为同类移植手术生存时间亚洲纪录保持者；心血管外科舒畅教授多次应邀赴世界各地分享“中国经验”，并吸引了菲律宾、印度等国医生前来“取经”；“红斑狼疮圣手”陆前进教授在国际上首次将该病的诊断提升到基因水平；“中国肝豆诊治第一人”杨旭教授诊治了罕见肝病——肝豆状核变性病例；“三湘消化第一镜”刘德良教授独创“刘高速”等多项绝活儿，为消化道肿瘤微创治疗开创新路径；“B超双雄”周启昌、刘明辉教授被病友盛赞为具有超能力的“超人”……在高水平研究型医院的目标引领下，许多的“二院经验”正变身为“中国标准”。仅精神心理、代谢内分泌学科，就牵头制定了4部精神心理、代谢内分泌疾病诊治指南。

新兴技术方面，医院瞄准干细胞治疗、人工智能、器官移植与再生、微创机器人、多学科协作攻关疑难高发癌症等国家重大需求和国际科技前沿。如在全球率先开展糖尿病免疫教育治疗青少年糖尿病，目前已有7个国家的数10位患者来院治疗；开发了中国首个皮肤病人工智能辅助诊断系统，目前针对红斑狼疮的诊断准确率超过90%。

在工匠精神的引领下，近5年来湘雅二医院先后成立2个国家临床医学研究中心，连获多项国家科技奖，连续3年斩获湖南省科技进步奖一等奖，服务人次“五连增”。年医疗纠纷发生数、每服务千人医疗纠纷发生数、平均住院日“五连降”，可以说，技术之钢给老百姓带来了实实在在的安全感、获得感。

三、弘扬“服务柔似水”的人文精神，让医学内涵更温暖

医学是与人打交道的，是最需要人文精神的。如果没有人文精神的涵养，医学将沦为冰冷的技术，医生将沦为单纯的匠人，而医院也将沦为死气沉沉的流水线。所以，近年来，湘雅二医院在医疗服务中追寻医学温

度，让患者切身感受到了医疗服务带来的温暖。

为了解决“投诉无门”和“踢皮球”的问题，医院于2012年专门设立了投诉接待中心，实行投诉“一站式”处理，倡导了“主动赔礼道歉”的服务理念，几年下来，接待投诉5 000多起，91%以上在第一时间得到解决，让患者感受到了医院对他们的重视，也感受到了来自医学的温暖。

而在改善医疗服务的过程中，医院两次推出系列便民惠民举措，开展“互联网+”和智慧医院建设，如医院首创的“全时空门诊”，打破医生出诊时间和门诊空间的限制，通过信息化手段，让熟悉的病人在非出诊时间也能找到熟悉的医生去看病。医院通过各种手段，尽最大努力，改善患者就医的“难”与“烦”。

四、弘扬“医院亲如家”的集体主义精神，让医护群体更幸福

医护群体不仅是医改的主力军，也是医院的主人翁，如何提高医护群体的幸福指数，调动大家的积极性，关系着卫生健康事业改革发展和健康中国战略的实施。

中南大学湘雅二医院着力营造如家一般的文化。“老有所养，幼有所教”是和谐社会的重要目标。医院建立了“1+1”帮扶机制，团员青年与离退休老同志结成对子，在帮助老同志安享晚年的同时，也让年轻一代受到深刻教育，弘扬传统美德。为了丰富精神文化生活，医院创设了两年一轮的体育运动节和文化艺术节，并成立了10个群众性文体协会。医院还针对医务人员工作压力大及亚健康状态，出台了职工健康促进计划。

与此同时，医院还通过软硬件的提高，着力为患者提供“宾至如归”的感觉。在这种“医院亲如家”的文化氛围里，全院上下的集体主义精神不断强化，干事创业的激情也不断增强，服务质量与水平全面提升，参与改革的积极性持续提高，助推了医院各项事业的快速发展，来院患者也收

获了“如家”般的温暖。

“敬佑生命，救死扶伤，甘于奉献，大爱无疆”是医者的初心与使命，“担当重若山、技术硬如钢、服务柔似水、医院亲如家”为广大医务工作者坚守初心、履行使命的素质要求与有力保障。未来，医院将更加紧密地团结在以习近平同志为核心的党中央周围，不忘初心，牢记使命，为实现全民健康和人民对美好生活的向往继续奋斗。

参考文献：

[1] 黎友焕. 基于医院社会责任理念的医院价值观重塑［J］. 创新，2010，04（6）：99-102.
[2] 张彬，王胜. 对医院质量文化评价维度的研究［J］. 中国医院，2009，13（3）：36-38.
[3] 湘雅春秋编委会. 湘雅春秋（1994—2004）［M］. 长沙：中南大学出版社，2004.
[4] 陈燕凌，穆云庆，陈黎明等. 大型综合医院患者就医选择影响因素的调查研究［J］. 中国社会医学杂志，2012，29（2）:110-111.
[5] 钱益民，颜志渊. 颜福庆传［M］. 上海：复旦大学出版社，2007.
[6] 周智广. 院长话健康——坚守医者初心建设健康中国［J］. 中国医学科学报，2017，11（7）.
[7] 周智广. 医院文化建设理论与实践［M］. 北京：人民卫生出版社，2018.

（夏良伟　王建新）

第七章　四川大学华西医院文化建设实例

四川大学华西医院（以下简称华西）以习近平新时代中国特色社会主义思想为指引，进一步凝练文化核心要义，完善全院文化建设管理组织架构与工作机制，以规划、制度、氛围、典范“四大文化建设工程”为抓手，系统推进医院文化建设工作，围绕医院中心工作，统一思想，培育作风，激扬精神，提升“患者就医，员工从业，学生求学”的满意度，凝心聚力引领医院事业的持续健康发展。

第一节　基本认识

一、文化是一个单位的精神旗帜

从西医入川扶危济困到抗日战争赤胆忠诚，从抗美援朝冲锋陷阵到边远地区无私奉献，从“非典”防治视死如归到“5・12”汶川地震奋力拼搏，华西127年的足迹书写着勤劳朴实的爱党之情、报国之志。文化在实践过程中起着思想引领、价值导向、行为规范、人心凝聚和员工激励的作用。

二、文化是一个单位的核心竞争力

从一个人的医院到4 300张床位的医院，从群众惊恐抵制的西医诊所到辐射西部18省、市600余家医院的区域性综合性医院，文化的培育与传承、发扬，不断丰富着华西精神的内涵，引领着医院的事业发展，成为医院的核心竞争力。

三、医院文化与四川大学文化一脉相承

华西坝上现代的医疗院区与古典的行政、教学院区见证着传统与现代、东方与西方的文化大融合；时代的土壤催生了联合办学、联合办医的辉煌，促使了国内东南西北的文化大融合；两校强强合并铸就了文理工医的文化大融合；走出院际围墙，引领区域发展，华西127年发展的每一步都生动诠释和实践着“海纳百川，有容乃大”的四川大学文化。

第二节　核心要义

华西文化根植于127年办院办学历史，由历史所塑造，并在历史中传承、演化、精进。华西文化的要义是家国情怀、平民情感、休休有容、革故鼎新。

一、家国情怀

华西成立之初的宗旨是促进天府之国的发展；1927年改之以“教授高

深学问，养成高尚品格，增进人类幸福”为目的；1936年面对日本侵华，增加了“创造将来文化，复兴中华民族”的内容。1916年，民族英雄蔡锷将军写道：“瞻望宏谟，深慰穷喜。我有子弟，何幸得此。岷峨苍苍，江水泱泱。顾言华西，山高水长。”既是对华西的期许，也是当时华西对国家担当的一种呈现。

一是弃医从军的抗日怒潮。1942年到1945年，华西先后有100多名毕业生应征入伍。1945届一个毕业班学生提前毕业奔赴战场。从华西走出了光华甲种一等奖章获得者罗盛昭教授和全国揭露日军侵华细菌战的陈文贵教授。

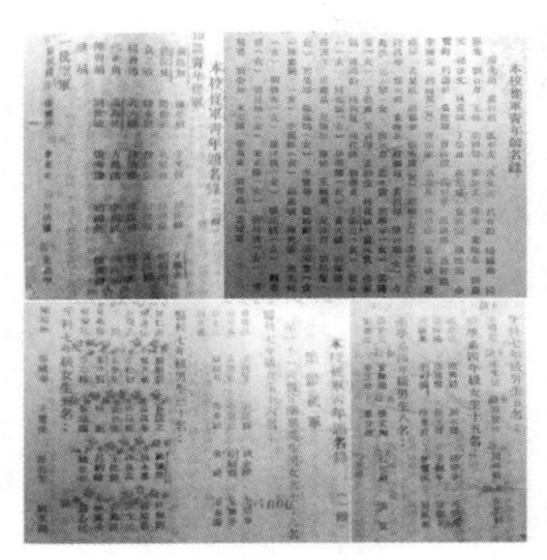

华西学子参军名单

二是抗美援朝的民族气魄。1950年，华西学子上百人参军参干，前后派出2批国际医防队奔赴战场，保家卫国。其中，学生詹振声在前线中弹牺牲，成为光荣烈士。20世纪90年代，华西设立以詹振声的名字命名的最高奖学金，以激励华西学子铭记，无论身在哪个行业，家国情怀都是首位。

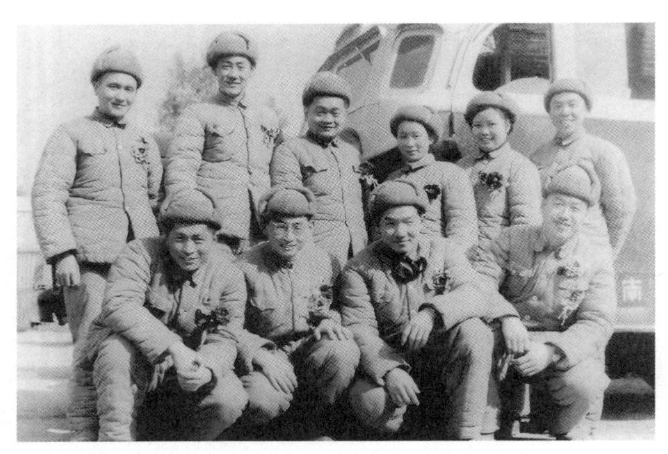

华西抗美援朝医疗队代表

三是弃美归国的爱国赤诚。全国很多医学院都有相同经历，从一级学科到二级学科到三级学科，如果缺了那些有家国情怀的学子报效祖国，肯定不会有今日中国之医学。以华西胸心外科杨振华教授为例，他是中华人民共和国成立前夕排除百般阻挠毅然回国的代表之一。杨老是1946年考取罗斯福总统奖学金的全球3人之一，蜚声国际，但他依然心向祖国，在一名当轮机手的病人的帮助下，一家5口人躲在轮船底部，其中包括还在襁褓中的孩子，坐了长时间的轮船才回到祖国。归国时的他并不富裕，但随身带回了胸心外科所需的一些医疗仪器和书籍———肋骨检查器和手术所用的麻醉机，开创了华西的胸心外科。在朝鲜战场上，他用自制的仪器诊断和治疗解放军伤病员，减少了残疾率和死亡率，挽救了多名危重伤员的生命，并荣立三等功一次。老人家在临终之际也不忘记祖国的医学教育事业，将遗体捐给解剖学教研室供学生解剖，骨架制成教具供学生观摩，他一生守望着祖国的医学事业。

四是舍我其谁的责任担当。正是因为有这样的文化基因，近年来，华西在“5·12”汶川地震、云南彝良地震、青海玉树地震、芦山地震、九寨沟地震等国家重大灾难救援中直面危难，勇挑重担，救护生命；在中华人民共和国成立60周年、北京奥运会等大事喜事中，以及一系列突发事件中，始终保持坚定的立场，竭尽全力，无私奉献。

不仅如此，从1972年第一次接到派遣援外医疗队员的任务开始，40多年时间里，华西共有35位医务人员分17批参加援外医疗队，分赴莫桑比克、阿联酋、圣多美和普林西比等国家执行医疗援外任务。艰辛岁月里，他们肩负祖国的重托，勇敢地面对疫病瘟疾、战争动乱，以精湛的技术忘我工作，他们坚守的不仅是华西医生的职业精神，更是中国医生的使命与担当。2014年5月8日下午，国务院总理李克强在安哥拉首都罗安达看望慰问了医疗队员，并给予肯定。接到上级指示，2013年，华西派出医疗队赴朝鲜，受到朝鲜保健省、中国驻朝鲜大使馆高度肯定；2015年，华西派出医疗队赴尼泊尔地震救灾，受到当地政府、世界卫生组织和国际社会的高度评价；2018年，华西牵头筹建的国际应急医疗队（中国四川）正式通过世界卫生组织专家团队的认证评估，成为国际应急医疗队第三类普通院内及危重医疗救援队伍，将为积极参与全球突发事件的紧急医学救援，贡献中国力量、四川力量和华西力量。

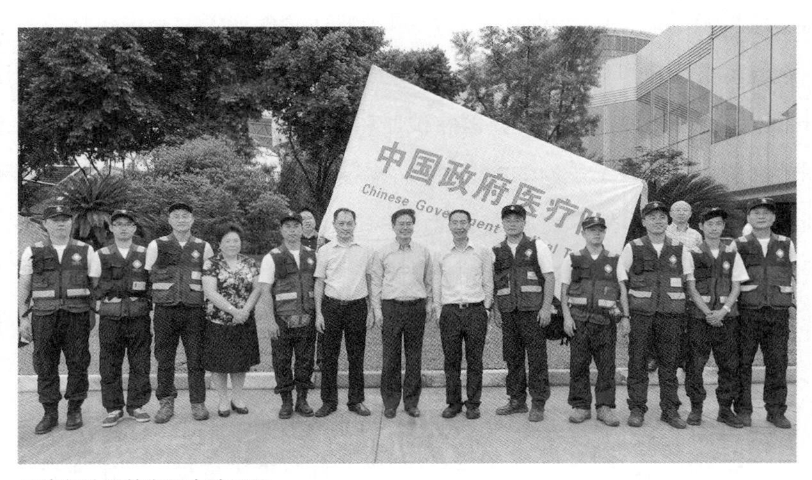

尼泊尔地震救灾医疗队回国

二、平民情感

华西成立之初的愿景是“使西部各省的青年不必远涉重洋就可以学到他们想学的科学”，强调华西人必须拥有的最大特质是仁慈恻隐之心，悲天悯人之情。西医入川时，四川积贫积弱，缺医少药，

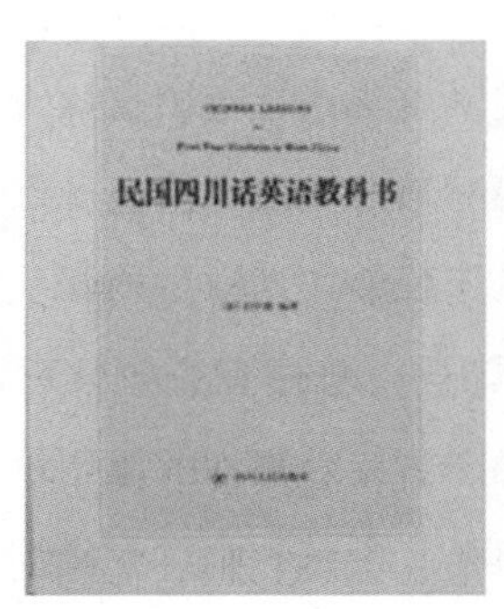

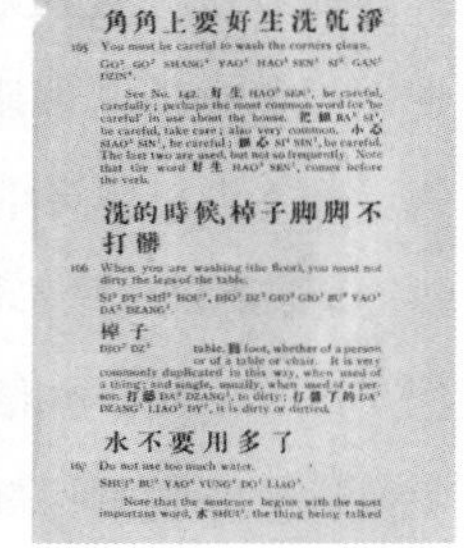

WASHING THE FLOOR

角角上要好生洗乾淨

You must be careful to wash the corners clean.

洗的時候，棹子脚脚不打髒

When you are washing (the floor), you must not dirty the legs of the table.

棹子

水不要用多了

Do not use too much water.

民国时期的四川话英语教科书

传染病肆虐，当时的基督教堂主动承担起周边百姓的看病就医任务。仁济医院专门开设贫民诊所，免费施医施药。因为当年很多来自国外的专家与四川当地人沟通很困难，为了便于医患交流，华西编撰了一本《民国四川话英语教科书》，将方言全部翻译成英文，医生先学这本书，再跟老百姓对话。如果没有很深的平民情怀，是很难做到的。

1931年，华西协合大学明确提出“以博爱牺牲服务之精神，培养高尚品格，教授高深学术，造就专门人才，适应社会需要”的育人宗旨，认为如果培养的学生不能服务于社会，不能到基层和边疆去服务，那教育就是失败的。1933年，学生自治会成立平民服务处，专门服务边疆和基层。20世纪六七十年代，华西积极响应巡回医疗号召，上山下乡为乡村培养了大批乡村医生，“川医”声誉口口相传。同样始于这一时期，华西与新疆维吾尔自治区开始了一段60年的“姻缘”。由吴和光院长、乐以成教授等组成的专家团奔赴新疆维吾尔自治区开展医疗帮扶。

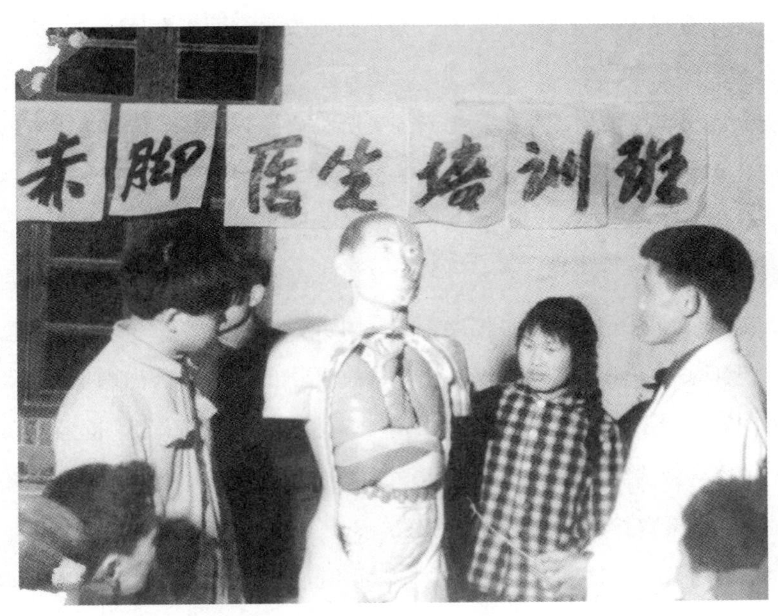

乡村医生接受医学知识培训

近年来，华西的愿景是："使西部人民可以就近享受到东部发达地区的医疗技术水平"。2008年，华西是最早开通银医卡和银企（114）合作医院之一。考虑到覆盖边远山区，医院特地与邮政储蓄银行合作，开通3 300个农村网点，方便农村群众挂号。2001年，率先成立华西远程医学中心，自筹资金构建区域健康维持网络。该网络目前是全国最大的统筹城乡区域协同医疗卫生服务体系。网络中县医院占59%，乡镇卫生院占27%。通过互联网视频技术，实时互动，价格低廉，基层医院易于实现乡镇卫生院全免费。为培养好医生，让好医生拥有好技术，为基层留住病人，华西远程医学中心基层做出了很大的贡献。从医院对医院，科室对科室，医生对医生，桌面对桌面会诊等多种形式的合作，尽可能让老百姓不跑路、不出县、不耽误，降低总体费用。

三、休休有容

休休有容指的是君子宽容有气量。抗日战争全面爆发后，中央大学、燕京大学、齐鲁大学、金陵大学、金陵女子文理学院内迁成都，与华西协合大学联合办学办医；是时，华西坝大师云集，名家荟萃，学术研究盛况空前。1938年，有医学院的华大（华西大学）、中大（中央大学）、齐大（齐鲁大学）组建联合医院，各自保留校名，共同招收学生，合班上课，开放课程，资源共享。与中大、齐大组建联合医院的这段历史成为华西宽容、包容精神的一段传奇佳话，保住了中国医学高等教育的精粹。

近年来，华西文化里提出"一个人做事是加法，一群人做事是乘法"。如2008年"5·12"汶川大地震，院内组建地震救援创伤工作组和危重伤员多学科的联合救治组。院外30个省（境外）419人深度融合，不分彼此，无关荣誉，共同创造自然灾害救援史上的医学奇迹。这是休休有容的君子气度。但休休有容并不是一团和气，所谓君子和而不同，小人同而不和。一幅图画，有平地有高山才是美景，这就需要大力协调平衡两方面：一是冒尖与容错。

华西聚焦“高峰”，出台了全球高端人才选聘计划、拔尖人才培养计划、杰出青年科学家培育计划、人才培养专项基金、博士后培养管理办法等系列政策；但同时强调“一个人走得快，一群人走得远”，再高不要忘了看脚下的大地，不要忘了绿叶衬托。二是协调与共享。华西管理机制里也蕴藏了这一点，设计了多学科交叉协作机制、成果利益分享机制、公共技术平台共享机制等。通过机制保障，华西立足培养大格局领军人才和大格局专业人才。所谓大格局，就是站得更高、看得更远，能够率领一支大团队，让所有的成员能够各安其位、各尽其责、各得其义、协作共享、共同成长。

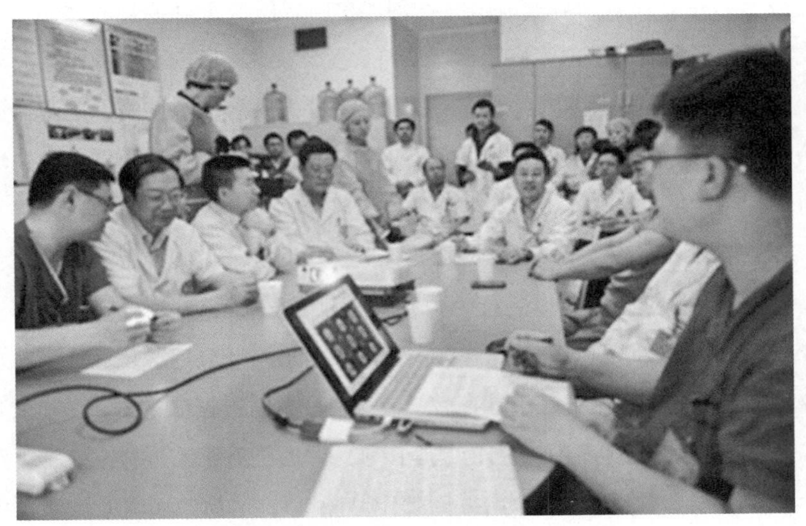

2008年，汶川大地震院内危重伤员多学科的联合救治组讨论

四、革故鼎新

华西所处的区域位置并不占优，发展更多依赖于文化基因里面的革故鼎新。

一是在筚路蓝缕中融贯中西。最早源自西医入川以及融贯中西所带来的冲突，当时华西的校长毕启曾言，“作为一个屏障，挡住对传统价值无情和肤浅的破坏与抛弃。”

二是虽资源匮乏却励精图治。早在1938年，华西应用胰岛素昏迷疗法和发热疗法，开创国内先河。1982年，抢救日本登山者松田宏野，被日媒誉为“登山史上的奇迹，更是医学史上的奇迹”。1994—2005年，医院肝移植团队联合攻坚，开创了亚洲首例“活体肝移植供者手辅助腹腔镜肝脏切除术”，国际首创“尸体活体双供肝移植术”。近年来，华西率先开展微创化直肠癌TME超低位保肛术，被NCCN（美国国立癌症综合网络）结/直肠癌指南采纳，获国家科技进步二等奖；推进肺癌微创诊治关键技术的建立及应用研究，国际首创“单向式胸腔镜肺癌切除术”，术式以专家名命名，国内推广已使20 000余人受益；心脏内科瓣膜疾病介入治疗亚专业居国内优势地位，TAVI（经导管主动脉瓣植入术）手术全国第一，TAVI治疗主动脉瓣二叶式畸形合并重度狭窄高难度病例位列全球前茅。

三是打破定势，突破传统，敢为人先。医疗上，率先推行“医生跟着病人走”的服务模式、以病种为中心的学科交叉/联合诊疗模式、手术室资源管理，以及日间服务手术模式。教学上，最早开展标准化病人、客观结构化临床考试、循证医学教育教学改革；最早开展规范化培训；首批开展全科师资培训。科研上，目前是全国唯一同时拥有国家生物治疗转化医学重大科技基础设施、生物治疗协同创新中心、生物治疗国家重点实验室三大平台的医院；科研论文、国家自然科学基金、成果专利转化均表现不俗，具有研发—药效—安全性评价（GLP）—中试（GMP）—药品临床（GCP）—规模生产—流通完整的生物医药研发产业链。管理上，华西是最早探索医院运营管理的单位之一，率先在全国开展成本核算等。

医院文化的核心要义是“道”，“道”即“德”。政策、制度、机制是“术”。术的层面很容易复制，但能够成活的没有几个，因为道不同。

第三节　具体举措[1]

医院文化建设是一个长期、细致、复杂的系统工程，既要有整体规划，又要有具体项目实施；既要阶段推进，又要重点突出。医院十二五规划把“文化建设”放在“创新医院核心竞争力建设”的引领位置，凸现文化建设的重要性。经过反复讨论，文化建设主要依靠规划工程、制度工程、氛围工程和典范工程落地。

一、规划工程

长期以来医院高度重视文化建设，大力倡导“为祖国奉献、为事业创意、为团队进取”的核心价值观，持续培育“厚德精业、求实创新”的华西院训和华西精神，凝练“家国情怀、平民情感、休休有容、革故鼎新”的文化核心要义。医院共识要做好文化建设必须班子重视，顶层规划，机制保障，项目推进。党政领导班子召开党委常委会研究、中心组（扩大）学习会专题学习，明确将“文化建设”放在“创新医院核心竞争力”的引领位置。为此，医院一是优化完善了文化建设委员会，明确工作职责、任务与工作制度，建立了党委统一领导、党政齐抓共管、专职组织协调、部门分工负责、社会力量参与的文化建设工作机制；二是制订专项规划，在十二五、十三五规划的框架下制订医院文化建设专项规划、科室文化规划、分项子文化规划，确立“规划、制度、氛围、典范”四大文化建设工程；三是开展专项调研，完成18所委属委管院校文化建设的现状调研，借鉴、转化国内同行文化建设的优秀成果；四是积极推进具体文化建设项目工作，围绕四大文化建设工程设立具体项目组落地，抓实文化

---

① 第三节内容修改自论文：姜洁，敬静，黄勇等. 传承文化　培育作风　激扬精神　引领发展［J］. 中国医院，2013，17（3）：37-39.

建设项目工作。

【案例】科室文化规划——神经外科医疗质量文化建设

1. 背景

多年来，医疗质量年终考核评分排名全院居后，科室管理小组重视不够。

2. 重点与难点

（1）全科人员对医疗质量重要性认识不够，只重业务忽视医疗质量相关知识学习，制度执行力差。

（2）华西作为西部疑难重症诊治中心，手术难度普遍较高，病例特殊性多。

（3）人员更新速度快，业务水平参差不齐，人员培训是一个持续不断的工作。

（4）建立科室医疗质量文化，让每一位员工从上至下，拧成一股绳，建立团队意识和精神。

3. 具体做法

（1）安排神经外科前任主任毛伯镛教授主持神经外科医疗质量建设工作，以期全面提升神经外科医疗质量管理水平，并建立长效机制，避免出现“运动式”的波动。

（2）规定2013年以后博士毕业留校者，必须担任3~6个月的专职医疗质控员，负责科室的医疗质量监控和管理工作，之后才能在科室担任各级技术职务。

（3）推广科室医疗质量文化建设，从实习医生、进修生、研究生和新留院人员抓起。层层把关，使刚入科的人员熟悉各个技术和管理环节，认识质量的重要意义，掌握规范和标准，让各层级的人员能够自觉地加入到质量管理中来。

（4）每周一晚7：00—9：30，要求全体医务人员都参加科室学术及质量管理活动，并对各医疗组进行质量周考核，会上展示2~5份问题病历，当场提出问题的原因和改进意见，要求全体医务人员参加。

（5）针对不同层面的人员，开展专业和管理学习，根据情况将掌握不牢的质量制度制作成小册子，人手一册，做到宣教到位，将培训学习和监督深入到每位医护人员内心。

（6）科室医疗质控员深入职能部门学习，掌握每项医疗考核指标的具体方法，并在全科讨论的时候对科室各个岗位进行培训。

（7）利用每月医师会，各医疗组组长提出在工作中发现的自己感觉疑惑的问题，由科室医疗质控员负责协调各职能部门，进行专门培训。

成效：质量考核排名居全院第一，建立起科室医疗质量文化。

4. 科室文化管理体会

每个人人格平等，每个人都有荣誉感，少公开批评，注重交流技巧，从对方角度考虑问题。发现问题，先剖析系统原因，寻找对策。

二、制度工程

华西文化实质就是各种规章制度，以及在严格遵守各种规章制度过程中不知不觉形成的为人、为事、为学的态度，既体现在提升“患者就医，员工从业，学生求学”满意度的模式创新与流程优化中，又体现在以用人机制和绩效分配为核心的管理机制改革中。医院现有各类制度300余项，分为党群、行政、医疗、财务、保卫、教学等9个分册，从政策导向、制度制定、执行落实、考核监督中体现并保障医院文化理念与实际运行的统一。

一是用制度保障“以病人为中心”的关怀服务理念，狠抓医护人员“三基三严”训练，严格督查18项医疗质量和医疗安全的核心制度落实；大力开展医疗服务模式创新，持续改善患者就医条件与服务质量。在改善医疗服务行动计划（2015—2017）工作落地中，医院以项目抓落地，实效明显，多次受到上级主管部门的肯定；在全国擂台赛中是唯一一家连续2年

2个案例进入年度十佳的医院，连续2年获最佳管理奖、最佳组织奖、创新服务示范医院称号；受到中央电视台、四川电视台、《健康报》《四川日报》、人民网、光明网、新闻网、凤凰网等主流媒体的高度赞誉。

【案例】建立多学科营养管理模式，促进骨科患者快速康复（2016年院内创新项目）

1. 背景

2001年，H. Kehlet与Wilemore教授提出加速康复外科ERAS（Enhanced Recovery After Surgery），减少手术创伤和应激，从而减少患者围术期并发症、缩短平均住院日、促进患者快速康复。营养管理在ERAS的实施过程中起着举足轻重作用。目前美国采用连续营养模式、日本采用分层营养模式，中国台湾采用全面营养模式，而大陆尚无专业营养模式（特殊疾病除外）。科研查新，未见ERAS下骨科围手术期营养管理模式构建的研究报道。但围术期的患者普遍存在饥饿、口渴、恶心呕吐等胃肠道症状，营养主观体验差，基于问题导向，四川大学华西医院骨科提出建立多学科营养管理模式，促进骨科患者快速康复的创新项目。

2. 具体做法

构建三层次营养管理构架，开展多学科协同合作，制定营养管理路径，优化营养管理方案，构建三多营养培训模式，建立效果维持机制。

3. 成效亮点

（1）患者方面：饥饿发生率较改善前下降幅度达82.57%，口渴发生率较改善前下降幅度达53.96%，咽喉不适的发生率较改善前下降幅度达65.66%。

（2）康复指标方面：术后首次排气时间较改善前提前幅度达43.67%，关节组平均住院日较改善前缩短幅度达33.33%，脊柱组平均住院日较改善前缩短幅度达44.44%。

（3）禁饮禁食时间方面：术前、术后禁饮禁食时间明显缩短，提高了患者的舒适度。

（4）实验室指标方面：患者术后查血结果显示，白蛋白较改善前上升幅度达14.01%。

（5）并发症方面：患者术后恶心、呕吐发生率较改善前下降幅度达40.79%。

（6）卫生经济学效益方面：各亚专业平均住院费用降低13.78%；华西围手术期快速康复营养餐产业化生产应用。

（7）科研方面：ERAS科研业绩喜人。

（8）社会影响方面：区域辐射作用增强，促进学科发展。不仅完成了院内一项创新工作，也荣获第四届全国医院品管圈大赛唯一的特等奖。

二是用制度保障“以员工为中心”的人本理念，立足学校、平台和家三个角色。第一，员工在学校收获学习与成长，实施全员培训计划，分为综合素质、岗位技能、中心专题三个方面的培训，采取在线与在位相结合，模块化设计，菜单式选择推进项目。例如，针对职工思想教育，推出“思政直通车”品牌，集结全院党务工作者擅长的思政课程，提供培训菜单，科室自主选择课程和时间，学你所愿，送货上门。第二，员工在平台上历练与提升，制定了《人才培养专项出国（境）基金管理办法》《职工在职提升学位暂行管理办法》《青年员工国际会议资助制度》《青年员工国内外进修学习资助制度》《专业小组短期出国（境）学习资助制度》等系列人才培养制度。面向未来10年，聚焦院部科三级管理后备人才队伍建设。2016年起，选拔建立首批181名的后备人才库，包括兼职院长助理、部长助理、项目主管、科室管理助理；积极推进企业管理人才发展计划阶梯课堂培训（20万元/年）、海外定制轮训（100万元/年）等集中培训，开展统管、通识、轮转、晋升与淘汰等全方位岗位历练，实现每名后备人才均有培训历练经验；每年提供500万元经费支持，根据后备人才岗位类别发放奖金，实现每个岗位均有考核投入。第三，员工在家感悟荣耀与温暖。聚焦荣耀，打造以“主题表彰+即时奖励”的“华彩人生激励体系”。即时奖励设“华萤奖”和“华创奖”。“华萤奖”以医、教、研、管中的微创新、微改变为奖励对象，旨在关注像萤火虫一样的微光精神；“华创奖”聚焦创新引领，关注高精尖技术。员工关注什么，就奖励什么，奖品包括云奖状、院领导午餐、学术休假、培训提升、健康体检、绿色果蔬等。聚焦温暖，以“华西微家”为载体，新增扶贫暖心工程、第三方服务平台（旅游保险家政等）、熊孩子假期托管营、志愿服务实践岗等功能。关心离退休员工，明确党支部负责，工会小组和团支部具体落实的工作机制，70岁以上老人推行“晚霞关爱”计划，一对一联系，把联络方式制作成精美卡片张贴在离退休员工家里，定期将医院院报、电视晨会光盘送到离退休老师家里，并教会他们登录医院网站，让他们可以关心、理解和支持医院发展。

三是用制度保障“以学生为中心”的教学教育理念，强化辅导员“九个一”基本功。如做好一个学生社团的指导教师，每学期至少与所管学生任课教师交流一次等；进一步加强教风建设，树立教学标杆单位，建设医学教师教学发展中心，严格试讲制度，加强教师教学质控优化教学反馈，制定“教学职能部门服务公约”细化服务承诺；进一步完善学生社团，结合专业特色，引导学生参与社会义工和志愿服务，走进基层，走进社区，走进病房，实践“关怀、服务”理念。

三、氛围工程

华西文化氛围的营造主要通过四条主线来推进：

一是在环境中感染。进一步优化标识系统和文化视觉系统，聘请专业团队制作视觉系统识别手册，对文字、图形、色彩等方面进行规范化标准设计，通过视觉标识在不同载体上运用的组合和变化，大到户外标识，小到一张信笺纸，都体现出华西的文化特色和文化品位。进一步强化全院人文环境建设，在主院区园林绿化景观改造项目的基础上，将重点打造

“一廊一馆一墙一路”的项目建设：在拟建历史文化长廊的卷轴上以故事方式直观、生动、真实、饱满地呈现华西120余年发展之路；在900平方米的院史馆设计中秉承“让每个学科都有自己的位置，让每个员工都有自己的感悟，让每个校友都有自己的回忆”的设计理念，承载120余年“为平民服务”的文化精髓，在多媒体馆中以学科树的方式呈现各个学科的发展历程，在每一届的毕业照中记录每位华西学子的青春理想等。进一步拓展载体建设，在院报、网站、电视台改版优化和宣传栏、信息公开栏规范管理的基础上，进一步拓展视频新闻、手机短信平台、官方微博、官方微社区、微信企业号、微信公众号和QQ群载体建设，全方位、扁平化、高时效地快速传递与交互信息。

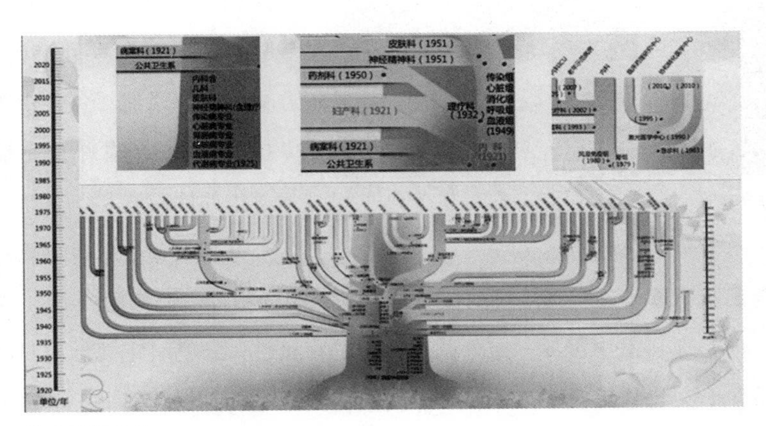

院史馆学科树

二是在活动中升华。医院活动围绕中心，主题推进，系统开展集基础性的人文教育、针对性的形势教育、规范性的职业道德教育、专业性的技能规范教育、示范性的典型事迹教育、主题性的专项教育等六大核心内容为一体的职工综合素质教育。如结合创建国家优质医院评审，发动职工由下至上运用品管圈、原因分析等管理工具，开展“循环管理，螺旋上升”的医疗质量持续改进主题活动；结合“为民服务创先争优”和“三好一满意”活动要求，持续开展“三亮、三比、三评”活动。职工活动由下至上，发动群众，自主管理，在“党政引导、群团共建、集结兴趣、自主管理、全员参与”的思想指导下，全院成立了18个兴趣协会吸纳会员6 000余名，持续开展“缤纷华西”文化艺术节系列活动。

三是在产品中固化。结合医院发展过程中的重大事件、重要活动，适时总结，形成具有华西特色的文化产品：出版了《百年华西、世纪名院》画册、《中流砥柱》抗震救灾画册、《华西百年建筑图册》；策划了“健康中国·华西医学大系”学术精品系列、“卓越华西人”系列、“管理创新”系列、“精准医学扶贫”系列、“科普”系列150个文化产品；录制了《使命》和抗震救灾专题片，完成了《华西医院史稿》《师尊》等系列书籍，这些书籍的规划与出版已逐步展现其宝贵的社会价值与积极的精神启迪作用。

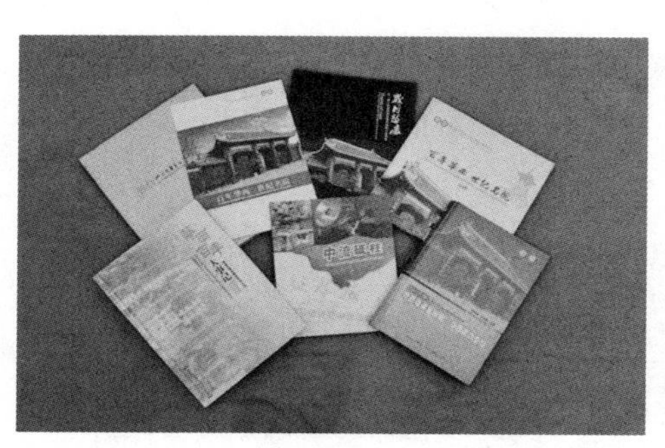

部分文化产品

四是在科室中沉淀。充分调动科室的积极性，鼓励科室总结自身的文化特色、文化故事，丰富和发展医院文化内涵。科室党支部书记负责科室文化建设，支持工会小组和团支部工作，在学科发展中崇尚“求实”，在学术引领中崇尚“创新”，在人才培养中崇尚“精业”，在医德教育中崇尚“厚德”，形成“尊老爱幼、扶前携后”的科室文化。如结合院区空间调整，医院专门成立了项目工作组推进科室环境文化建设，规划、改造、布置和美化空间，用员工的书法、摄影、诗歌作品装饰工作区域，让普通员工对工作生活的哲理感悟能够贴到科室墙面并注明名字，“让员工体面劳动、受到尊重，让员工体会关爱，幸福生活”。

四、典范工程

紧紧围绕中心工作，建立信息收集的反馈机制，在各方面、各层面抓典型、树标杆，创新并整合宣传资源平台，多角度、多形式传播与弘扬具有华西气质的“精、气、神”。一是传、帮、带传承典范。文化通过言传身教、耳濡目染来传承。医院成立项目工作组，采取老专家口述实录讲故事的方式记录华西的优良传统，形成《华西故事》书籍和视频资料进行宣传教育。二是用平凡人、平凡事示典范。以身边人、身边事、身边精神宣传院内先进文化、先进业绩、模式方法和经验教训，激发共鸣与热情，培育、传承、弘扬华西精神。例如，华西天使电视台在每周四的电视晨会上开辟《面孔》栏目，用镜头记录平凡岗位的工作生活，先后推出锅炉房一线班组、睡眠中心普通员工连续七年值夜班等身边典型。三是立足岗位，创先争优树典范。不断跟踪、总结、分析和指导各示范党支部、示范窗口和示范岗工作，发掘、宣传、树立先进模式创新、先进人物引领、先进文化导向的先进典型。如创建一站式“入院客服中心”，创新入院病人准备、教育和统一排程的新模式；完善医护技一体化常态工作机制，建立基于循证医学共识的临床路径，提供有效、安全、便捷、经济的诊断治疗服务，大力开展日间手术、日间治疗、日间病房等资源节约型服务；在工作中先后树立起一批先进典型：全国五一劳动奖章获得者、全国卫生系统先进个人、全国职业道德建设标兵、全国教育系统抗震救灾先进个人、全国卫生系统抗震救灾先进个人、全国医德楷模、南丁格尔奖章获得者等。四是从我做起，争做典范。如推进机关服务走基层项目，党政共同推进，以学科建设为主线，党政工团联合服务基层。每到一个科室调研，相关职能部门先做功课，整理好该学科国内同行竞争对手在人才队伍、学科方向、科学研究、对外交流等方面的信息提供给科室，并现场答疑、政策咨询；把科室最关心的用人、办事、公共资源使用等规定制作成员工服务手册送到科室。在新员工入院时改进让其多跑路的做法，由职能部门提供一站式服务。

又如，坚持全院性工作先试点，后推广；要求临床做的，机关先做；要求其他部门做的，自己部门先示范。例如：推进的廉政风险防控机制建设就是基于这种思路，先机关，后临床；牵头的审计处先晒出自己的风险点，先讲清楚自己的权力如何制约；选取的4个试点单位作为标杆再做给机关看，机关做给临床看，分阶段递进。

第四节 未来重心

一、见贤思齐

未来，四川大学华西医院文化建设的核心是“见贤思齐”。“贤”是文化的核心、要义、灵魂。华西之贤就是家国情怀、平民情感、休休有容、革故鼎新。“见”和“思”是方法、是手段、是平台。“齐”是最终的结果。

新媒体时代，华西在文化建设的“见”和“思”方面进行了一些探索。2012年，医院开始建设微博矩阵。2014年，重点推进微信群落建设。微信企业号于2016年正式上线。同时，医院教职工自发成立了创客联盟，以推进新媒体建设。通过这些方式和途径营造“见贤思齐”的氛围，弘扬华西精神，让全社会生动、直观，且第一时间感受到华西文化，从而进一步提升华西的品牌，提高员工对华西的认同感。

（一）微博矩阵

医院的主要做法是通过三五个本医院的大V，三五十个医院各科的官V，三五千个个人的小V，构建起华西微博矩阵传播平台。通过这个平台，及时发现传播华西的正能量。比如，医院在彝良地震中通过微博直播救援动态，产生了“蝴蝶效应”，主流媒体纷纷转发报道，形成扩散。芦山地震，华西医院的护士在第一现场、第一时间发布了手术室麻醉师庄菁背着患儿撤退的视频，引发了社会的强烈反响。正是得益于这种方式，华西人在抗震救灾中展现出的家国情怀、责任担当被社会所知晓和称颂。

（二）微信群落

四川大学华西医院的微信群落包括内部的各官方公众号以及外部的合作微信群。在写微信过程中，坚持以用户和问题为导向，编写发布对患者和社会有用的信息，不求发布量，求阅读量……2016年5月，医院骨科周宗科教授等人写了一篇《还在拼每天走了多少步？小心走残哦！》的科普文章，在微信公众号发布后获得了110多万的阅读量，并被《人民日报》官方微信全文转载。此外，医院还开通了微信预约挂号功能，时时梳理更新医院挂号就诊信息，极大方便了老百姓看病就医。

（三）微信企业号

微信企业号是一个相对封闭的平台。因此，医院主要通过它来凝聚广大教职工，在医院内部营造见贤思齐的学习氛围。比如，医院将“两学一做”学习教育的内容进行3D包装再推送，取得了良好反响。《四川大学华西医院的党课就是这么炫酷》一周时间内点击率超过51 000人次。同时，在微信企业号专门开设“共产党员”专栏，讲述华西老党员、先进党员干部的典型事迹。定时定期推送，让大家形成阅读和学习习惯。

（四）创客联盟

华西创客联盟是由医、护、技、管等各条战线上，热爱且擅长互联网信息技术的人组成，它的主要目的是助推新媒体等技术在医院的具体运用。到目前为止，创客联盟已经完成的项目包括华西HIS系统优化升级、华医通APP、微信企业号以及基于移动互联网及云计算的智慧医疗等。正在研发推进的项目包括网络预诊、慢病随访等。总之，创客联盟不仅为医院文化建设做出了贡献，同时也推进了医院信息化管理建设。

医院以新媒体助推文化建设得到了行业和社会的肯定。医院微博矩阵在2014年获得了亚洲医院管理大会“卓越奖”。2015年，医院获得丁香园医院品牌传播百强第1名，荣获世界互联网大会最受用户喜爱服务奖。

二、工作重心

2017年9月，医院召开第十次党代会，明确要求大力增强凝聚力和影响力。一是着力提升员工的获得感和凝聚力。充分尊重与肯定每一个岗位的价值，健全能上能下、能进能出的用人体系和科学合理的职称评聘与绩效分配体系，努力使每位员工的职业生涯发展得到相应的引导、支持和帮助。丰富专业与非专业的文化内涵，关注老中青和各序列多元主体，树立创意、创新、变革标杆典型，促进身心成长与业务成长融合，提高员工对医（学）院文化的认同感。研究探索华西康老服务，让老有所依；开发社会资源，拓宽子女入学渠道，让幼有所托；丰富员工文化生活，引导积极健康的行为规范和生活风尚。二是进一步提升华西美誉度和影响力。宣传工作下沉到学科、支撑到专业、关注到个人，深度挖掘、整理、传播党建创新与医教研管工作新成绩、新进展，讲好华西故事，传递华西正能量，着力打造华西文化品牌。积极担当社会责任，全力落实精准扶贫国家战略，加强与“一带一路”沿线国家在人才培养和医药卫生领域的交流合作。三是强化制度导向，注重顶层设计，用系统思维和改革创新的办法加强制度建设，以从严从实的要求强化制度的约束力和执行力，考核评优制度向应急救援、援疆、援藏、援非等重大事件和中心工作倾斜；严格科室学术资源、奖酬金考核分配公开；围绕患者就医、员工从业、学生求学，改进管理服务制度，与时俱进推进制度废、改、立工作，以制度建设固化和沉淀文化建设成果。

文化建设是医院管理永恒的主题。制度总有管不到位的时候和地方，文化却无孔不入、无处不在。在新的历史时期，医院将努力进一步打造文化软实力，以文化引领事业的持续健康发展，使华西精神在新时期、新一代华西人身上同样流光溢彩！

（姜　洁）

第八章　西安交通大学第一附属医院文化建设实例

中国特色社会主义文化是激励全党全国各族人民奋勇前进的强大精神力量。[①]习近平总书记指出，要坚持走中国特色社会主义文化发展道路，弘扬社会主义先进文化，推动社会主义文化大发展大繁荣，不断丰富人民精神世界，增强人民精神力量，努力建设社会主义文化强国。

作为社会主义先进文化的组成部分，医院文化是医院发展创造的物质文明和精神文明的总和，是现代医院可持续发展的原动力。西安交通大学第一附属医院（以下简称为交大一附院）在新世纪初，就率先提出了“文化强院，建设具有交大一附院特色的医院文化”的战略目标。通过近20年来的实践，医院逐步形成了具有医院特色的文化理念、价值观念、道德规范和人文环境，渗透并影响到医疗服务工作的各个方面，为实现医院“中国特色世界一流名院、国家区域性医学中心”宏伟目标奠定了坚实的精神基础。

---

① 来自于《党的十九大报告》

一、文化溯源

深沉厚重的历史积淀："清泉有故源，嘉禾有旧根。"西安交通大学第一附属医院根植于13朝古都西安的沃土，有着丰厚的传统文化积淀，早在周秦汉唐时代，此地就有发达的医学事业。西周时期，医巫分离，已有食医、疾医、兽医等分科，此后秦医盛于列国，秦医首创六气致病学说。中国第一部病因症候专著《诸病源候论》，中国最大的方剂书《四海类聚方》《千金方》，世界上最早的骨伤科专著《仙授理断续方》均产于长安。

大义凛然的家国情怀：我国最早成立的国立西医高等教育机构，即肇始于清光绪二十九年（1903）京师大学堂医学馆的北平大学医学院迁移西安，并永远扎根于此。抗日战争时期，"以抗战时期战区内教授学生不应失教失学，并当训练各种专门人才，以应国家非常之需要"，正是在这样的思想指导下，西安临大-西北联大医学院的师生不愿做亡国奴，千里迢迢，冒死越过封锁线，只为祖国的医学高等教育不致停辍，从而开辟了西北医学高等教育的新纪元。1956年9月，西安医学院迁建古城西安南郊，成立第一附属医院，从此开始了新的历史阶段。

筚路蓝缕的使命担当：中华人民共和国成立初期，根据党中央为国民提供基本卫生保障之计划纲要，交大一附院作为西北重点医院正式奠基启动。经过几十年的风雨洗礼，今天的交大一附院已经成为西北地区乃至全国医疗卫生的排头兵。2000年与百年名校西安交通大学强强联合，实现了文、理、医、工全学科新局面，用更新、更高、更快的视野和步伐践行着"厚德、博爱、精医、卓越"的医院精神，致力于服务广大人民群众的健康。

二、总体认识

坚持党的基本路线和新时期卫生健康工作方针和办院方向，围绕公立医院功能定位和战略规划，以学科建设、人才队伍建设和改善医疗环境为重点，以医院各项事业可持续发展为目标，在继承和弘扬医院优秀传统文化基础上，倡导先进医院文化，积极吸收借鉴现代医院文化管理成果和先进医院文化建设的经验，以人为本，凝心聚力，不断提高员工的人文素质和道德修养，努力为医院物质文明和精神文明建设的健康发展，为实现医院学术地位和综合实力的显著提升，为建设国家级优质医院提供良好的思想基础、精神动力和舆论氛围。

三、价值原则

坚持以人为本：以人性化管理理念为医院文化建设的基本出发点，坚持以“一切为了提高职工的人文素质，一切为了服务患者健康”为医院文化建设的立足点和出发点，营造和谐就医氛围。

坚持全员参与：将制度建设与情感融入相结合，形成全院职工共同参与的多层面、多角度、多形式的文化建设工作体系，激发全员参与热情。

坚持服务大局：紧紧围绕健康中国战略和医疗卫生事业改革大局，围绕医院事业发展定位和中长期规划，坚持“文化制胜”战略，确定不同时期医院文化建设的工作重点，统一发展思想，凝聚发展力量，助推医院医教研事业健康持续发展。

坚持传承创新：遵循医院文化建设与发展规律，继承医院优秀文化传统，创新工作元素载体，形成传承、弘扬、创新的工作思路与格局，构架具有鲜明特色的医院文化建设体系。

坚持统筹推进：作为一项涉及医院各项事业的系统文化工程，应与医院总体规划相适应、相协调，与各阶段的重点工作相配合、相呼应，顶层设计，分步实施，统筹推进，发挥出文化建设工作的强大内在功能。

四、文化理念

加强医院文化建设，不仅是国家卫生改革与发展形势的要求，也是遵循客观规律促进医院事业持续发展的必然选择。交大一附院通过加强医院文化建设，不断提升全员人文素质和职业素养，弘扬“厚德、博爱、精医、卓越”的院训精神，构筑“生命至上、服务第一、爱院敬业、求实创新”的人文医疗环境，塑造良好的社会公益形象。

1. 医院院训——厚德、博爱、精医、卓越

厚德：源自《易经》的“天行健，君子以自强不息；地势坤，君子以厚德载物。”意为天刚健有力永远不停地运行，君子因此而仿效，奋发图强，永不停步；大地的厚实承载万物，君子因此而仿效，使自己品德厚实，承担起国家的大事业。“厚”，即优待、推崇、重视；“德”，即道德、品行、政治品质；“厚德”，即重视道德修养，注重德育，寓意医院引导广大医护人员在遵守基本行为准则的基础上，追求更高的思想道德目标。

博爱：出自“心理的结构”或者“人格的结构”中的“超我”或者“良心”，体现为一种社会责任感。博爱，广博的爱，是对全人类最无私的爱，充分体现医院的广大医务工作者救死扶伤，关爱健康，视患者的生命高于一切的无形大爱的奉献精神。

精医：精湛的医术和精深的医学知识，寓意广大医护人员精研医道，医术精益求精，临床和科研一丝不苟，严谨求实，给广大患者带来健康和希望。

卓越：超出一般、不同凡响，起步于现在，放眼于未来。寓意医院广大医务人员志存高远，为祖国医学事业的发展，为实现自己的人生目标，为把医院打造成“中国特色世界一流名院”而不懈奋斗。

厚德、博爱、精医、卓越八字院训既独立成章，又各有侧重，涵盖了品德修养、医学精神、医疗技术和时代精神，符合交大一附院的医疗特

色和办院宗旨，能够有效地在群众尤其是医患群体中树立起高品位的医疗文化形象，对打造和提升医院医疗服务品牌形象，凝聚人心和激励广大医护人员奋进起到强有力的促进作用。

2. 医院精神——生命至上、服务第一、爱院敬业、求实创新

医院精神就是履行神圣职责，对事业执着追求、顽强拼搏；对医术精益求精，刻苦钻研；对学问严谨求实，一丝不苟；对工作极端负责，无私奉献；对患者仁厚宽怀，至诚关爱。建院60多年来，交大一附院历经坎坷沧桑，一代代崇尚医学的一附院人悬壶济世、情系患者、救死扶伤、服务社会，共同创造了医院的闪亮品牌，锤炼出了精医博爱的精神，激励一代又一代一附院人在医学的征程中，不畏艰险、励精图治、勇攀高峰，创造了一项又一项医学科研成果，为西北乃至全国的现代医学发展做出了积极贡献，也给后人留下了弥足珍贵的精神财富。既浸润着千年不朽的古都情怀，又承载着闻名遐迩的古城文化，交大一附院的精神在陈向志、殷培璞、王秉正、谈一飞、孟绍菁等老一辈身上得到诠释；在地方病的防治第一线，在火险矿难、洪灾“非典”、抗震救灾中熠熠闪亮。这种精神照亮了一代又一代交大一附院人，薪火传承，鞭策和鼓舞着他们积极进取、继往开来、超越往昔、再创辉煌。

五、核心内容

1. 传承文化——奠定医德价值取向之根

从抗日烽火中走来的交大一附院，经过一路艰难前行，到今天已浴火重生。一代又一代的交大一附院人接力前行，一项又一项医学技术创新推动医院发展，交大一附院的名字在变，院貌在变，医院里的人也在变，但这种叫作担当的精神传承不息，在这种精神指导下形成的医院职工的思想情操、价值取向、工作态度、行为方式准则，逐渐成为一种群体意识和自觉行为模式。通过深入总结建院以来形成的优良文化传统，医院建立起了

传统文化传播的激励机制和长效机制。

【案例】

“敢于担当责任，勇于直面矛盾，善于解决问题，努力创造经得起实践、人民、历史检验的实绩。”① 交大一附院的担当，体现于实实在在的行动里，体现于为国、为民、为患者的服务中。“担当”，凝练于老一辈医务工作者在烽火当年的战地洗礼，彰显于新一代交大一附院人在援医救助时的无私奉献。

张同和在台儿庄战役中为抢救伤员，险些错过最后一列回西安的火车。

谢景奎在延安甘谷驿镇为八路军战士诊病。

陈向志从缅北滇西战役前线的死人堆中爬起来又继续搜救伤员。

殷培璞在大骨节病防治第一线精心竭力，护佑健康。

在赤日炎炎疟疾横行的非洲，走来了一批批交大一附院人的白色身影。

在喜马拉雅山下的高寒之地，唱响了一曲曲交大一附院人的“天路”之歌。

在天山南北的辽阔疆域，绽放了一朵朵交大一附院人的雪莲之花。

…………

① 习近平谈担当精神：敢于担当责任，勇于直面矛盾．人民网—人民日报海外版，2017年06月14日．

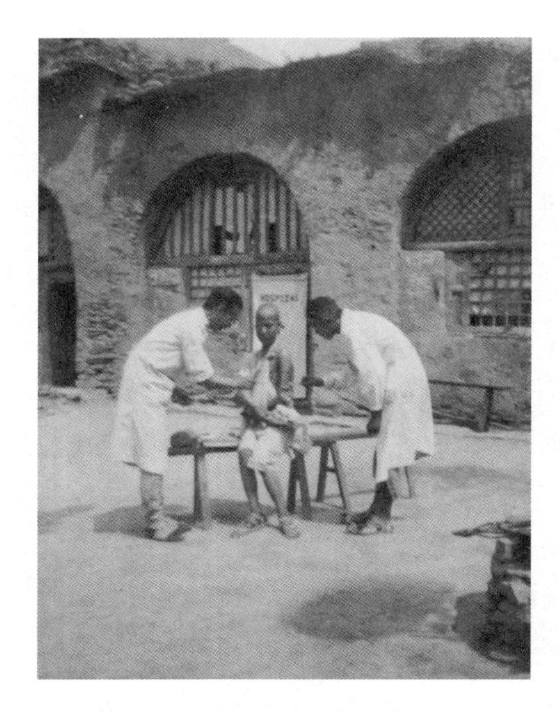

1938年，谢景奎教授在延安甘谷驿镇为八路军战士诊病

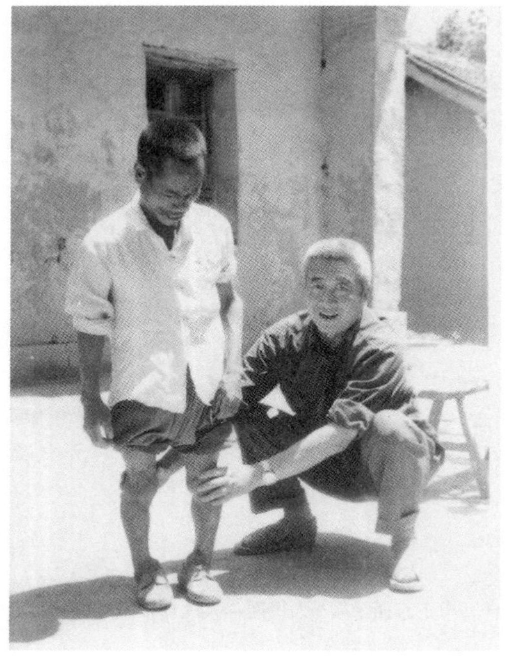

殷培璞教授为宝鸡麟游崔木镇群众进行大骨节病诊治

國際醫防服務隊第十九隊赴朝勝利回國紀念 54.1.22

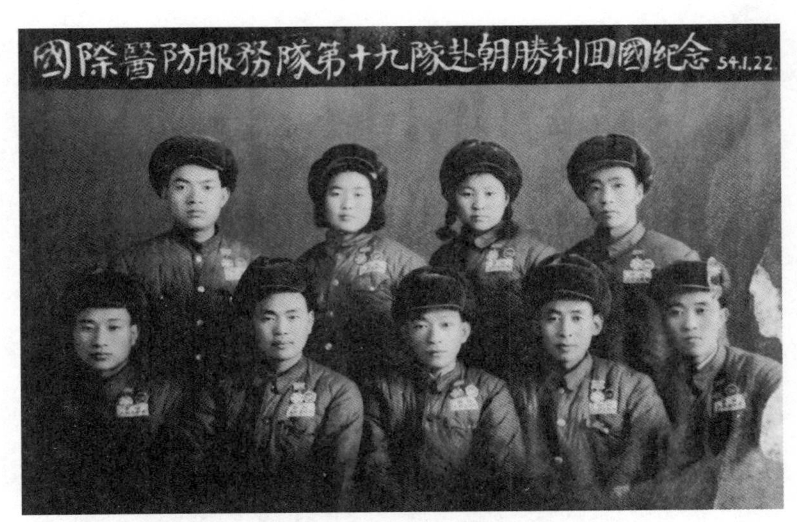

1954年，刘文善教授（第一排右二）与赴朝医疗队队员合影

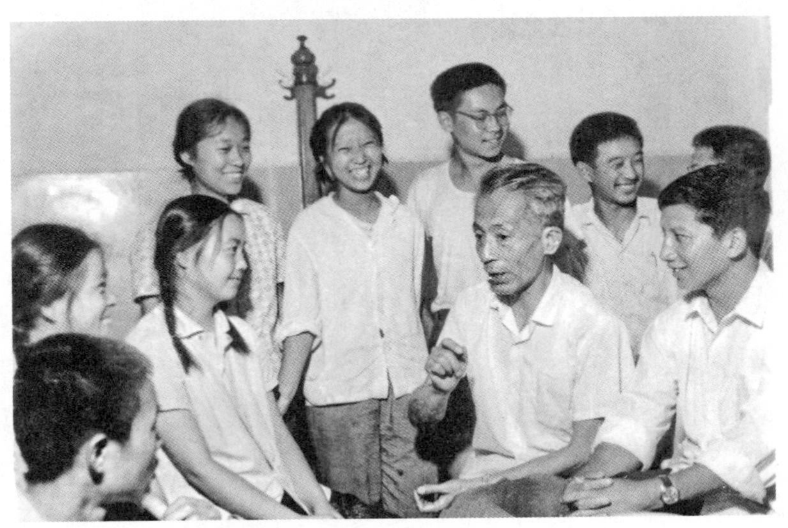

20世纪70年代，戈治理教授为初入临床学生上课

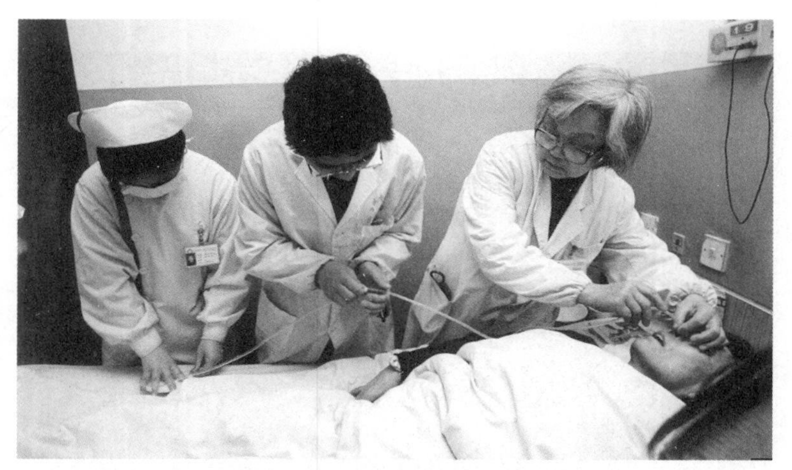

全国“三八红旗手”孟绍菁教授救治患者

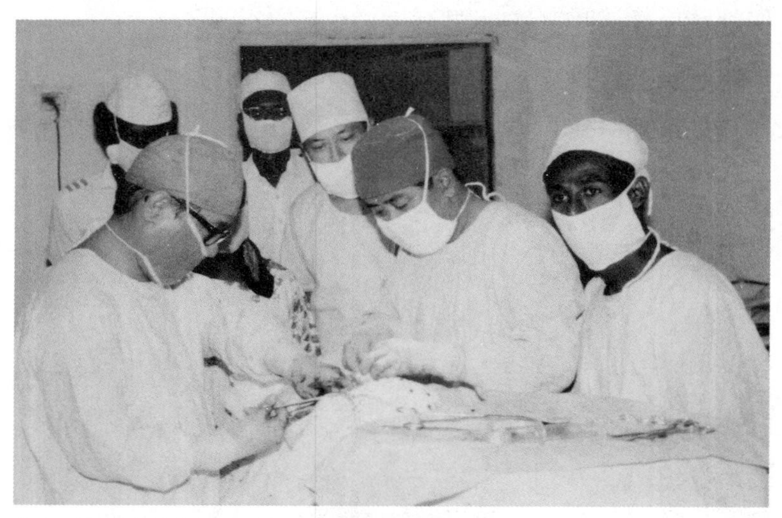

交大一附院医疗队员在苏丹与当地医务人员共同实施手术

习近平在谈中华优秀传统文化时，提出“不忘历史才能开辟未来，善于继承才能善于创新”[①]。交大一附院的传承文化独具特色：2002年全院

① 习近平谈中华优秀传统文化：善于继承才能善于创新．中国共产党新闻网，2017年02月13日07：38.

即开展向老一辈优秀医务工作者、全国三八红旗手、优秀共产党员孟绍菁同志学习的工作，并设立了孟绍菁精神教育奖励基金。多年来，通过开展“老专家创业故事分享会”，倡导利用重阳节、教师节、春节等重大节日开展老专家慰问座谈活动，医院为迈入鲐背之年的老专家组织生日会等方式，向年轻一代宣传老一辈艰苦奋斗、爱岗奉献的宝贵精神，并在院内努力形成尊师重教、关爱前辈的人文氛围。2016年时逢医院建院60周年，院党委组织和采写了《风云六十年》院史故事，并开展宣讲活动，传播艰苦创业、无私奉献的精神，激励广大职工在新时期再创新辉煌。2017年医院编写出版《大医担当》一书，以纪实的笔调再现交大一附院创业故事，讴歌交大一附院人“不忘初心 无私奉献”的情怀。2018年，医院院史馆正式开馆，为文化传承弘扬开辟新阵地。同年，交大一附院中国医学人文基地建设方案的启动，标志着交大一附院人树立了促进医学人文事业发展的旗帜。

此外，医院重视名老专家技术品牌、专业影响力的发挥，为他们持续服务医院发展搭建平台，同时也更好地发挥出医院优良传统的引领带动效应。

【案例】

围绕医院迁建60周年主题，开展一系列挖掘精神、传承文化、展示形象、凝心聚力的活动：举办第六届中美健康峰会，创建世界一流大学附属医院和国家区域医学中心誓师大会，举办委属委管医院思政会和相关学术讲座等活动，编写《院史》《院史故事：风云六十年》，建设院史长廊，印制院庆画册、邮册，开展“重走迁陕路 再铸新辉煌”文化溯源活动，组织表演《生命的召唤——一附院之夜》大型职工文艺晚会，开展“甲子院庆三秦行，惠及百姓健康”系列大型义诊活动，与百家协作医院开展“同频共庆”院庆活动等，丰富医院文化内涵，扩大医院影响力，塑造医院良好社会形象。

交大一附院正是把对担当精神的深刻理解践行到医院的各项工作中，才最终升华为一个医院的精神体系并从此传承不息。

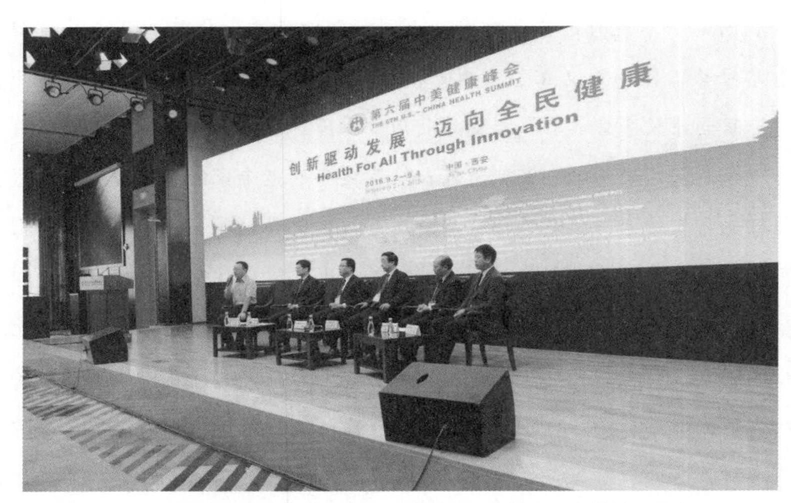

2016年8月24日，西安交通大学第一附属医院成功承办第六届中美健康峰会

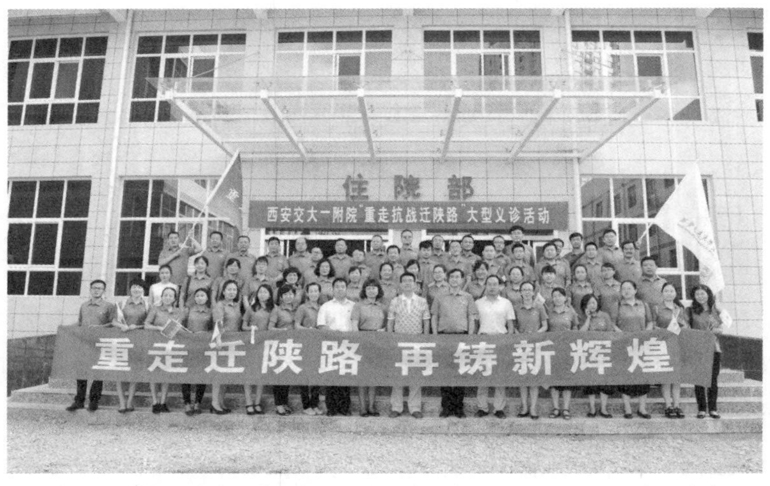

2016年7月，庆祝西安交通大学第一附属医院迁建60周年，开展“重走迁陕路 再铸新辉煌”文化溯源活动

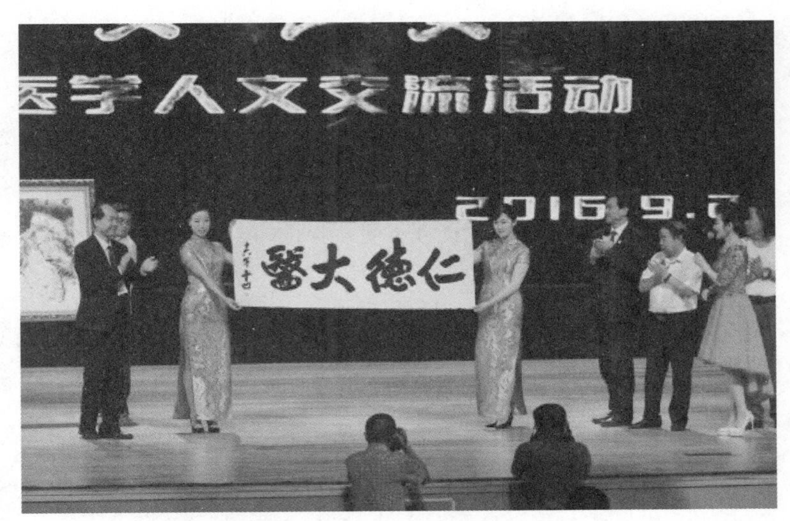

2016年9月，院庆期间，西安交通大学第一附属医院举办的“长安 长安”医学人文交流活动

2. 制度文化——保障医院健康发展之本

制度文化是具有医院文化特色的各种规章制度、道德规范和行为准则的总和。通过国家级优质医院创建，交大一附院对原有规章制度进行重新梳理、修订，按照现代化医院管理制度要求完善医院管理、医疗、护理等质量标准，以及各级各类工作人员岗位职责、操作规范和应急处理预案等规范执行体系，形成了医院可持续改进的质量文化、执行力文化和精细化管理的文化。医院不断坚持“以病人为中心”的服务理念，不断健全完善各项医疗管理工作制度；美化环境，优化流程，健全医疗服务流程质控网络体系，优化信息化平台建设；倡导廉洁行医、推行“文明+品质”服务，从而不断提升广大患者的社会美誉度和就医追随度。

【案例】

具体在《医院文化建设十二五、十三五规划》指导下，将医院文化分为理念系统、行为系统、视觉系统及制度建设等主要板块，明确分工，分别由党（院）办、行风建设办公室、宣传部、工会、组织统战部等部门牵头。

为保证工作切实“落地”，各部门制定和修订了相关制度。党（院）办就全院制度进行梳理，革故鼎新，开展制度修订与更新工作；宣传部加强意识形态工作，在调研的基础上，规范中心组和职工政治学习，完成了医院《意识形态工作文件汇编》；组织统战部创新制度建设和管理新模式，加强了工作网络制度构建和开展工作；通过行政系统管理工作，形成立体工作网络；通过各项文化工作目标落实，强化和推进文化建设进程；通过各种文化阵地建设，形成强大文化建设舆论氛围；通过开展多种载体形式的群众性文化活动和培训，让职工的职业、文化素养与专业技能在培训中得到提高，更好地服务于医院发展……正是责任明确、措施到位、成效突出，医院多次在中国卫生思想政治工作促进会上获得多项荣誉。

3. 行为文化——实现人本科学管理之基

行为文化包括医院员工的着装仪表、言行举止、精神面貌等，是医院文化建设的重点，医院的一切工作和活动都要通过员工的具体行为表现出来。医学是一门“柔性的科学”，需要以文化为助力，渗透熏陶、效力转化、以德润身。文化管理是管理中的最高层次，而以人为本是文化管理的核心和精髓，只有将文化融于管理才有根基，管理融入文化才有灵魂。加强员工形象与行为塑造，采取规范专业、规范行为、规范学习、岗位练兵、学习交流、考核激励等多种方式，塑造交大一附院温馨、体贴、优质服务的行为文化。

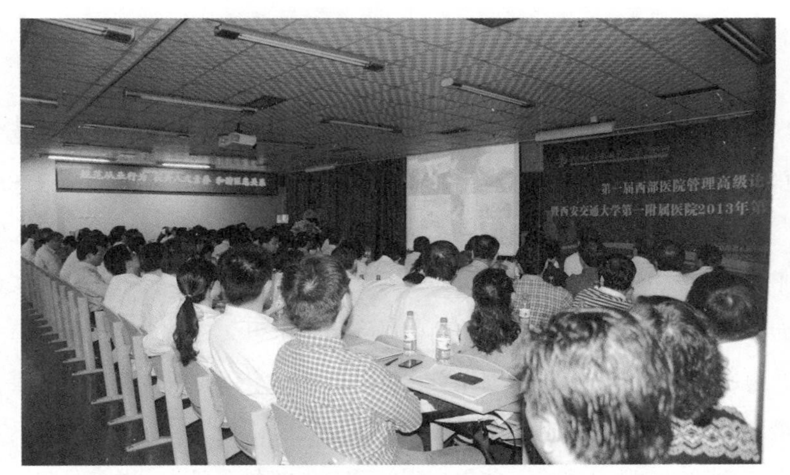

西安交通大学第一附属医院多次举办“规范从业行为　提升人文素养　和谐医患关系”专题培训会

【案例】

近年来，旨在体现“弘扬职业道德文化，坚守服务行为准则”和促进“以人为本，不断提升医疗服务质量”的各种活动层出不穷，医院加强医德医风建设的同时，对职工的着装仪表、言行举止、精神面貌等，开展“一附院形象工程”建设。通过开展各项礼仪培训、职场沟通讲座、“文明服务窗口”评选、“规范文明科室”评比等活动，丰富行为文化内涵和外延，于无声处潜移默化，职工深入认识到医院文化建设的重要意义，自觉地参与其中，为医院建设发展创立新功。

尤为一提的“志愿者”文化，是以“以人为本、服务社会、传播文化、自我教育”为宗旨，广大职工“自愿参加、讲求实效、持之以恒”，积极开展救危扶贫、送医送药、科普宣传、医患互动等一系列社会公益活动。如康复科邓景元副教授及其志愿服务团队，周末义务为社区居民实施康复治疗，成就“雷锋式好医生”的佳话；“全国首批五星级志愿者”肿瘤外科教授王健生，16年来坚持利用周末和节假日等休息时间，深入到全省10个地、市，86个县的乡、村，累计为30万余名妇女进行健康体检。

4. 服务文化——打造和谐医患关系之桥

一所医院最重要的是在患者心中的形象和口碑，也是医院核心竞争力的关键所在。为更好地构建和谐医患关系，本着“服务患者、服务职工”的服务文化主线，创新服务文化载体，形成“思想政治工作平台、学习平台、宣教传播平台、医患沟通平台、职工文化活动平台”共五大文化平台。以“病人为中心”塑造共同愿景，加强思想交流，共创和谐医患关系，通过“三好一满意”“创先争优”“创建国家优质医院”等为抓手，开展“医魂大讨论”“医德大讲堂”“医院发展论坛”“优质服务月”等一系列活动强化服务理念，并贯穿到医院工作的各个环节。对新员工、进修人员、临床实习学生开展的岗前培训中均包含医德医风专题。组织中层以上干部重点岗位人员参观警示教育基地，将廉洁教育融入医德医风教育中，力求培养造就一支医德好、医术精、医风正的高素质医疗服务队伍。

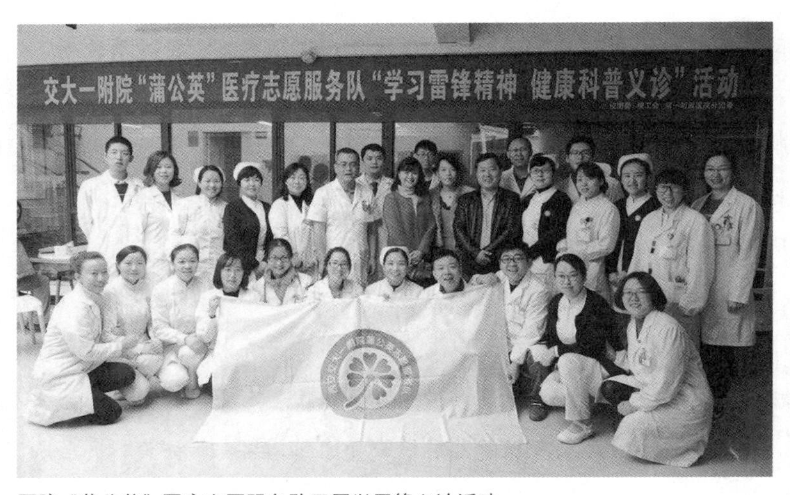

医院“蒲公英”医疗志愿服务队开展学雷锋义诊活动

【案例】

作为西北地区最早的“三级甲等医院”，医院始终以履行公立医院社会责任、服务大众健康为己任。从2005年开始，医院努力探索符合西部地区特点的协作医院医疗网络建设机制，以基层医院的医疗服务水平提高和人才培养为核心，加强对市、县级基层医院的帮扶，相继在陕西、甘肃、河南、山西、四川、海南、青海、内蒙古自治区、新疆维吾尔自治区等9省、自治区及15个地市，建立了130余家协作医院，创出了“新型医疗服务体系”的多种路径。

2015年4月20日，作为陕西省推进新医改的重大民生项目——交大一附院雁塔区医联体正式挂牌成立，构筑了以交大一附院为龙头，以19家医疗机构为成员单位的医联体平台，探索出了推动优质医疗资源下沉的新模式，让群众在家门口就能享受到三级医院的优质医疗服务，同时，也为大型公立医院落实国家医改任务，实施可持续发展，总结了可学可鉴的宝贵经验。

交大一附院自始至终把医疗扶贫作为义不容辞的神圣使命，连续6年与安康市平利县开展“两联一包”对口支援和扶贫帮困工作；定点帮扶蓝田县葛牌镇大梨园村，平利县西河镇西河村、三合村等多个贫困村，下派扶贫工作第一书记和驻村干部开展整村帮扶、精准扶贫工作；定点扶贫云南省施甸县、陇川县2个贫困县，援建了希望小学、党员活动中心、人畜饮水工程、村内公路建设等项目，同时与贫困村民“一帮一”结成对子，达到了一村一策、一户一法的精准扶贫、精准脱贫要求……坚持不懈的努力，孜孜不倦的工作，医院被国家卫生与计划生育委员会评为陕西省唯一的“城乡医院对口支援工作先进集体”。

5. 创新文化——推动医院创新发展之帆

充分吸收借鉴传统医院文化精神，这是创新医院文化的根基。以人为本，以病人为中心，提升服务理念，是创新医院文化的精髓。注重人的素质培养，树立德艺双馨的优秀员工形象，这是创新医院文化的外在展示。

树立医院品牌，拓展品牌传播力，是创新医院文化的直接表现。注重人才培养与技术创新、惠及百姓健康需求，服务是医院永恒的主题。通过医院文化建设，“优质服务”的交大一附院服务文化已经形成了“以医疗技术为核心，以关注疾病和健康为己任”的岗位文化。60余年前交大一附院实施的“西北首例低温麻醉心脏直视手术”、西北首例三脏器切除术，让患者的生命之花再次绽放；20世纪80年代初期，西北首例试管婴儿在交大一附院诞生；2000年，西北首例减体肝脏原位背驮式移植手术获得成功，西北首例左心耳封堵术蜚声海外，西北首例3D打印辅助复杂胸主动脉夹层腔内修复手术成功实施，西北首例房颤冷冻球囊消融术成功救治病人，世界首创“磁压榨技术治疗阴道瘘修复术”问世……医院积极发挥优质资源的延伸辐射作用，与陕西、甘肃、河南、四川、山西、海南、内蒙古自治区等省、自治区120余家基层医院建立了密切的协作关系，加强对基层医疗机构的人才培养和技术传授，特别是对疑难危重症患者开通绿色通道，积极救治重症患者。通过托管、兼并等多种有效形式发挥作为三甲医院医疗资源的最大效能，为人民群众提供便捷、优质的医疗服务。

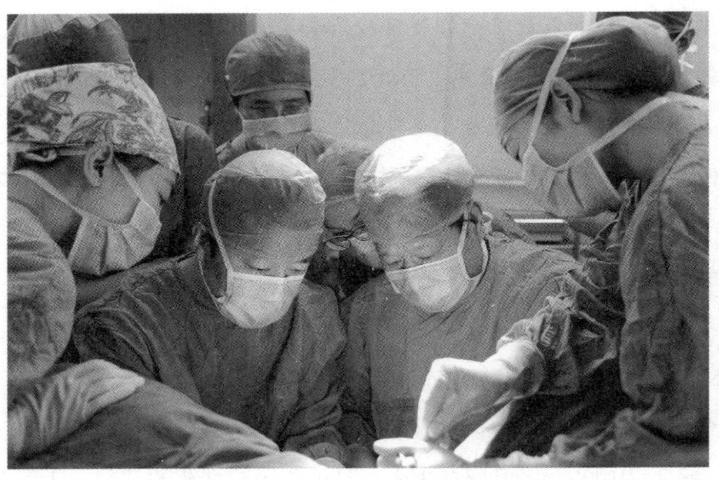

2014年7月，西安交通大学第一附属医院成功实施世界首例磁压榨技术治疗阴道瘘修复术

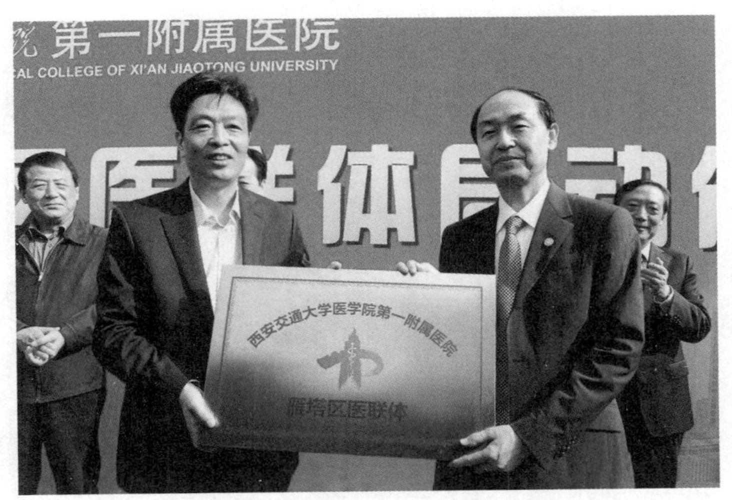

2015年4月20日，西安交通大学第一附属医院成为陕西地区第一家医联体牵头单位

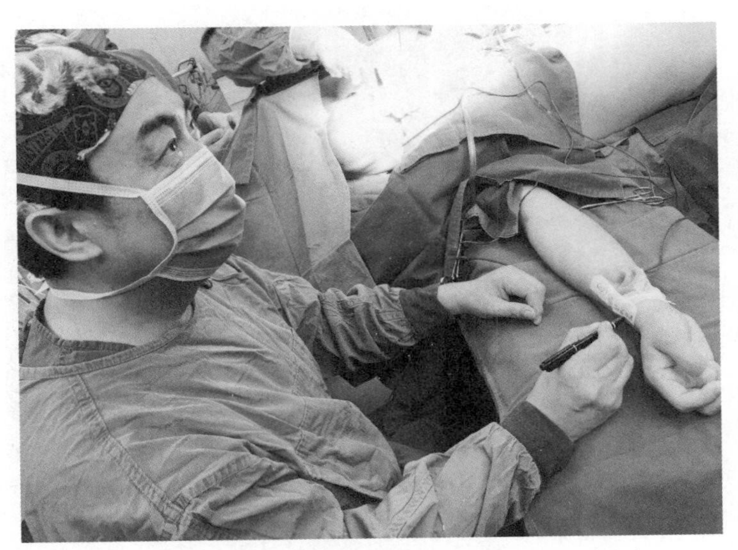

整形美容颌面外科郭树忠、舒茂国教授团队成功实施第四代耳移植术

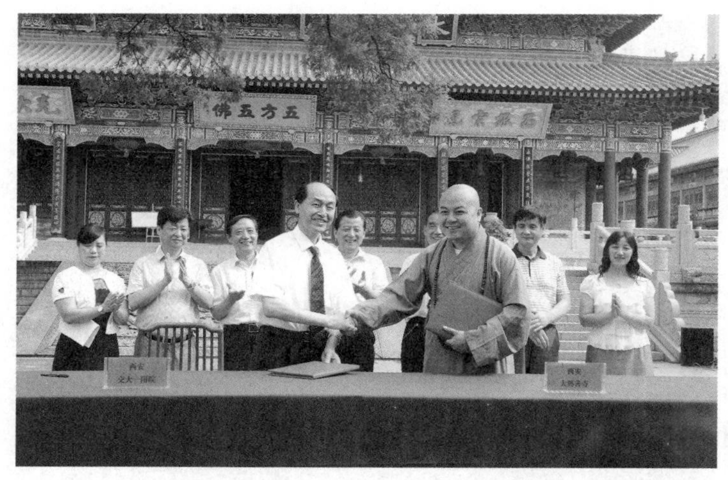

2015年7月10日，西安交通大学第一附属医院与大兴善寺合作办院签约，开创了国内“西医”和“佛医”结合的先河。

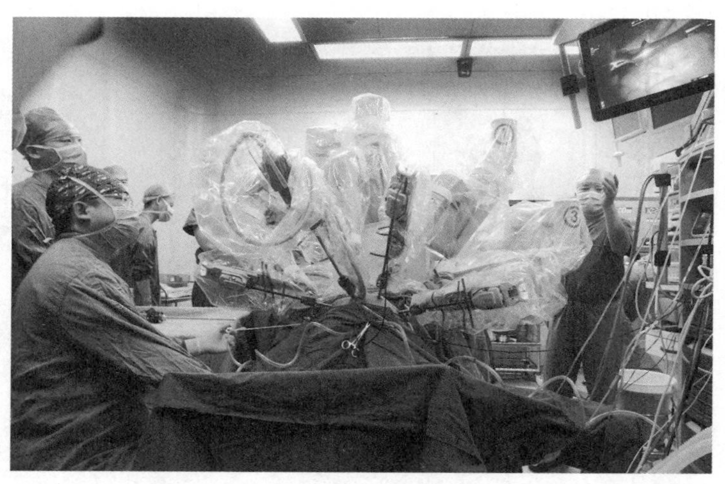

从2016年西安交通大学第一附属医院引进达·芬奇机器人技术，至今已成功开展各类手术逾千例

6. 环境文化——努力提升品质形象之质

环境文化是医院文化的基础和有形的外在表现形式。主要包括了医院的院容院貌、医疗技术设备和文化基础设施等硬件。医院环境是留给员工和患者最直观的第一印象，既是医院内在素质的外显，又是凝聚医务人员爱院的形式体现。医院形成统一服务形象，美化服务环境，提升服务便捷性，增强了患者就医的舒适感和职工职业认同感以及对医院的归属感。与新闻媒体建立的战略合作关系将交大一附院特色的先进技术、先进服务和先进文化，推广传播，形成了良好的社会影响力。

【案例】

实施“美丽医院”工程，美化、亮化医院环境，营造出舒心、温馨的工作和治疗休养环境。院内设置与院史相关的雕塑、石刻、沙盘等，不断提升医院人文气息浓郁的环境文化。

除了传统的宣传栏（板）、报纸等宣传平台外，医院还大力拓展文化建设载体。医院文化长廊精美的画面，优美的文字，让职工和群众感受到

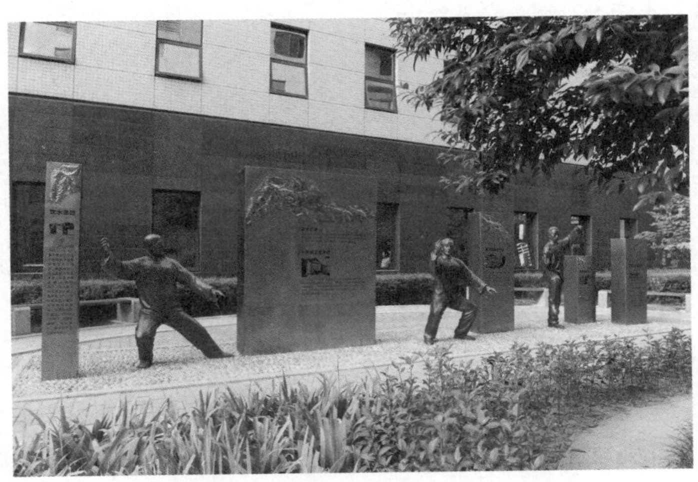

住院综合楼下的休养广场，石墙上镌刻医院历史上的重大事件

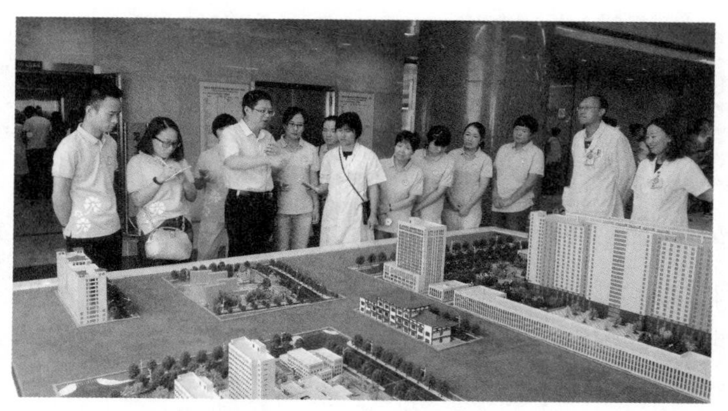

西安交通大学第一附属医院党委书记马辛格在医院沙盘前为青年志愿者团队讲解医院发展史

交大一附院特有的文化气韵；院报由纸质板向电子期刊形式过渡，《一院播报》视频版受到群众欢迎和同行赞誉，荣获多项荣誉；各病房内的闭路电视系统传递医学新观念；通过门诊及住院楼大厅设置的大屏幕，不仅患者能及时了解专家信息、医学科普，而且医护人员还可学习到医改政策和医疗最新动态；医院网站几经改版，成为医院宣传和文化传播的重要互联网媒介；医院微信公众号多次进入全国医院微信公众号前20强，为医院文化建设与发展带来新的契机与平台。

六、具体举措

一是形成核心价值体系。深入总结医院建院60余年来形成的优良文化传统，在锤炼出的“厚德、博爱、精医、卓越”的院训和“生命至上、服务第一、爱岗敬业、求实创新”的医院精神基础上，通过多种载体推进医院文化建设，凝练出具有交大一附院特色的医院精神、服务准则、追求目标等核心价值观体系。此外，医院切实建立起学习型团队，提高医院职工的思想文化素质、道德修养、职业素养，让爱国、爱校、爱院的理念根植于职工的心中，让“病人第一、质量第一、服务第一”的目标在具体医疗服务中得以抓实。

二是完善制度，落实责任。始终将人文精神视为管理核心，实现文化引导、制度约束，医院设立专门的文化建设委员会，参与制定和完善医院相关管理制度，在民主决策制度、科学考核制度、人事分配制度以及院、科两级管理目标责任制等方面体现人文特色，形成职责分明、分工协作、有效落实、逐步推进的医院文化建设责任体系。让具有人性化的各种规章制度、道德规范、行为准则，成为规范员工行为，提高执行力，促进医院发展的重要保证。

三是凝聚锻造团队精神。通过医院文化建设的深入推进，加强凝聚力建设，培育具有交大一附院特色的团队精神和组织文化，激发职工对实现医院愿景目标的认同感和责任感，增强主人翁精神和竞争意识。通过多种文化建设渠道，倡导医院全体职工树立“院兴我荣，院衰我耻”，热爱医院，关心科室的集体主义观念。建立起员工之间、科室内部、科室与部门之间互相尊重、互相支持、互相理解、融洽和谐的工作氛围，形成同舟共济、艰苦创业、不断进取的工作局面。

四是培养深厚人文情怀。注重提高医院医务工作者的人文素养，组织具有职业尊严、善良悲悯、躬身医学的医务工作者编撰医院文化书籍《大医担当》，凝练传承医院优秀文化精髓。倡导医院职工树立和践行社会主义荣辱观，自觉遵守“爱国守法，明礼诚信，团结友

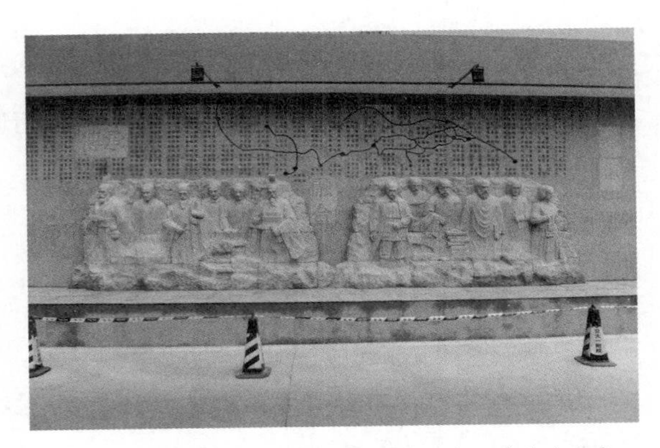

医院中外名医雕塑墙上，雕刻着医院正高职称专家名字，彰显医院核心力量

善、勤俭自强、敬业奉献”的基本道德规范，做社会好公民。加强人文关怀，培育职工自尊自信、理性平和、积极向上的社会心态。抓好职业道德教育，严肃职业纪律，让职工改变服务观念，把维护人民健康权益放在第一位，充分尊重患者的各项权益，成为大众信赖和满意的医疗工作者。深入推进廉政文化建设，让职工筑牢拒腐防变的思想道德防线。

五是建设医院品牌形象。良好的医院品牌形象是医院重要的无形资产，也是医院文化软实力的体现。对内可以唤起职工的自豪感、荣誉感、责任感和使命感，增强凝聚力，强化团队精神；对外能体现医院良好的服务口碑，有效助推医院两个效益的增长。因此要通过医院文化建设打造交大一附院人自己的服务品牌，重塑医院的公益形象，让精益技术、精益服务的文化理念根植到医院的每个层面，使职工牢固树立爱院如家的意识，同心同德、言行一致自觉维护医院形象，不以个人私利损害医院形象，为交大一附院树立良好的口碑和争取更加广阔的医疗服务市场和资源奠定基础。

七、保障体系

1. 工作网络构建

文化建设是一项范围广的系统工作，必须通过全院努力来实现。可通过各党支部系统强有力的思想政治工作，通过行政系统自觉的管理工作，形成立体工作网络，并用制度约束和政策激励，加大对职工的教育和引导，实现各项文化工作目标。

【案例】

在原有的政治学习平台、医患沟通平台、宣教传播平台、协作平台和职工文化活动平台基础上，顺应新时代发展潮流，开通“两微一站”平台，实现立体化、全方位的宣传模式，推动学科建设发展，使医院文化品牌形象深入民心。

同时，借助学校“丝绸之路大学联盟”合作平台，医院不断加强与“一带一路”沿线国家和地区医院的交流与合作，加强医院英文网站建设，着力提升医院的国际竞争力。

2. 舆论氛围营造

通过各种文化阵地的建设，形成一个广泛覆盖的立体宣传网络，并通过内容的更新与形式的选择，不断放大宣传效应，形成强大的文化建设舆论氛围。

3. 参与机制保障

建立让群众广泛参与的医院管理、文化建设的措施和机制；开展多种形式的群众性文化活动和培训，调动职工的参与积极性，让爱院如家、爱岗敬业的精神在活动中得以激发，让职工的职业、文化素养与专业技能在培训中得到提高，从而更好地服务于医院发展。

“竭尽全力除人类之病痛，助健康之完美，维护医术的圣洁和荣誉。”交大一附院人不忘医学誓言，坚守“厚德、博爱、精医、卓越”院训精神，坚定实施“文化制胜”战略，不断取得医院文化建设新成效。近年来，医院先后获得全国“最受欢迎三甲医院”、全国总工会抗震救灾重建家园“工人先锋号”、陕西省唯一“全国城乡医院对口支援”先进集体、国家卫生与计划生育委员会“改善服务创新医院”及“创新服务示范医院”称号、“全国五一劳动奖章”等荣誉，努力向着“有中国特色世界一流名院和国家区域性医学中心”宏伟目标砥砺前行。

（高 琰 陈 锐）

第九章　他山之石

第一节　爱员工的医院才有爱医院的员工
——梅奥诊所

梅奥诊所（Mayo Clinic）由梅奥医生于1863年在美国明尼苏达州罗切斯特市创建，多次位居美国最佳医院排行榜第1，是全球最具影响力和代表世界最高医疗水平的医疗机构之一。该院在美国3地建有4个院区，床位3 300张，雇员超6万人。

梅奥诊所致力于“关怀、信心和希望”“医疗知识的宝库，终极医学关怀，隧道末端的亮光”的理念，用最有效的体系和技术，支持临床治疗护理；通过研究和教育，提高医学水平，被评价为“为患者提供无与伦比的最值得信赖的医疗服务”“如果真得了大病值得一去的医院”“最后能求助的法庭——医学诊断的最高法院”。

梅奥诊所不仅是“世界级的标杆医院”，而且有“现代医学所需要的一切”。梅奥的传统是革新、合作、变应、患者至上。与一般的私立医院不同，梅奥医院给医生付固定的工资，工资不受病人数量的影响，从而使医生能在每个病人身上多花时间。科室主任只担任一届最多两届，担任期间收入不变。多学科团队工作提供高质量的医疗服务，充分尊重和关怀病人，满足病人需要，实现质、效、费最优。梅奥诊所的出院患者平均费用约为3.4万美金，而美国排名前10的医院大约为5~7万美金；全院2014年的收入为79亿美金，其中医疗占67亿，7.9亿的收入来源于社会和患者捐赠。

受到社会、员工一致认同的核心价值观的建设是长久影响一个医院的大事，是树立一个品牌的根本。真正的品牌价值会远远超越医院能看得到的价值，因此核心价值观的树立应在医院眼前利益之上。因价值观而产生的品牌效应，以及医院的文化建设和传承，使员工产生自豪感，并融入医院。爱员工的医院才会有爱医院的员工。美国经济大萧条时期，梅奥诊所坚持给员工涨薪，换来第二年员工对医院节约活动的积极响应，使节约的金额大大超过前一年医院给员工涨薪的金额。走在梅奥诊所的院区里，你会发现医、护、技、管每一名员工发自内心的自信与微笑，如果你问他们梅奥诊所的成功之道，他会毫不犹豫地告诉你“文化”。

第二节 心件工程——新加坡的医院

新加坡的医院建设基于硬件、软件和心件三个维度，提倡建设不像医院的医院，如陈笃生医院、邱德拔医院等。“心件”包括社会凝聚力、政治稳定、集体意志、共同价值观等，其核心源于内心自愿地用心做事，用心做人。

一是把“以病人为中心”的服务理念贯彻到医疗服务的全过程，让每位来院患者都能感受到医院先进的管理、精湛的医术和人性化、个性化的优质服务。如在医院优质服务中设置关键感知点，医院所有员工在为患者提供医疗或相关工作时都能按医院的服务宗旨和要求，为患者提供全程的无缝隙的优质服务。感知点包括环境和人文两个方面，可以在病房的桌椅、标识牌、宣传资料上设置环境的感知点；将员工礼仪、外观、肢体语言、名卡等作为人文的关键感知点。当患者到达医院时感知的第一个可能是医院的保洁员、停车场的保安或某个标识等等。医院为患者提供服务，通过医院不同部门及员工一连串的增值行动来完成。所有的流程设计站在患者的角度考虑而不是站在医护人员的角度考虑。新加坡医院共识服务是每天应做的事，是毫不迟疑愿意做的事，是时时刻刻都愿意做的事，是随时随地都可以做的事，是愿意投入120%努力做的事，关键在于用心服务。如新加坡某医院一位叫“阿成”的印度籍员工，每天负责为刚到医院的患者提供便利服务，为了做好这份工作，他主动学习了多种语言，不管患者如何待他，他都始终保持着同样的服务品质。

二是高度重视医护人员的职业生涯设计，真正做到人尽其才。提倡创新，强化激励，使员工的创意真正高效实施。通过激发广大一线员工的创新意识，来改革服务方式、服务模式和管理方式，探索新的服务方式、新的医护技术，促进医院发展。

三是向先进的企业学管理，实行扁平化管理，行政提供支撑，以数据为基础，探索收集信息、利用信息的有效方法。管理者要学会发现停滞的征兆，少一些守旧的借口，面对困难的工作，改变观念，主动向世界先进的企业或医院学精细化管理、流程管理、服务效率、成本控制、领导力、服务细节等。重视细节的管理与落实，少一些宏大的计划与行动，多从身边的小事一点一滴做起，把一流的服务经验融入医院工作的每一个细微之处，从而提高医院的工作质量。

（姜　洁）

第三篇　思考篇

第十章　健康文化

党的十八大以来，我国卫生与健康事业获得了长足发展。"十二五"时期医疗卫生事业取得成绩的同时，也面临新挑战、新机遇。党的十八届五中全会提出"推进健康中国建设"。2016年8月，党中央、国务院召开全国卫生与健康大会。习近平总书记强调，没有全民健康，就没有全面小康。要把人民健康放在优先发展的战略地位，以普及健康生活、优化健康服务、完善健康保障、建设健康环境、发展健康产业为重点，加快推进健康中国建设，努力全方位、全周期保障人民健康，为实现"两个一百年"奋斗目标、实现中华民族伟大复兴的中国梦打下坚实健康基础。2016年10月25日，中共中央、国务院印发了《"健康中国2030"规划纲要》，对今后15年推进健康中国建设做出了详细部署和要求。

医院文化向健康文化的转变需要深入分析、准确把握公立医院改革的内涵，更新观念，统一思想，加强顶层设计，重塑工作模式，从理念、结构、模式等全方位转变：完善以学科建设为"冠"的特色发展规划；打造以管理创新与资源整合为"干"的事业发展支撑体系；以文化建设为"根"，大力提升医院文化的引领力与凝聚力，推进健康中国建设。

1. 完善以学科建设为"冠"的特色发展规划

学科发展引领院区规划，创新模式支撑学科发展。坚持质量、规模、效益的协调发展，合理规划院区定位与功能。大型公立医院定位疑难危重疾病诊治，组建大学科、大团队，攻关大课题，鼓励新技术、新项目的开展，铸牢学科建设的优势品牌，积极构建面向未来的学科纵深发展模式。坚持总体规划、分层建设、重点突破和协调发展，基础学科做大做强，优势学科力争全国第一，交叉学科力争国际领先。坚持互补原则，优化资源配置，加强国内外联合诊疗和研究的平台建设，探索构建集预测、预防、诊治、康复、研究为一体的纵深发展的人口健康管理学科发展模式，统筹学科建设的质量、规模和结果。深入推进区域协同医疗平台，构建开放发展的学科模式。以区域协同医疗服务平台为支撑，以管理咨询、技术发展、临床诊疗、人才培养为重点，以信息共享、知识共享、资源共享为手段深入推进区域分级协同服务，合理分流与汇聚病人，优化业务结构与资源利用效益，集聚学科发展资源，拓展学科发展空间。

2. 打造以管理创新与资源整合为“干”的事业发展支撑体系

推进管理创新与院内资源整合。一方面，前瞻把握医改趋势与政策导向、技术发展趋势与社会需求，深入研究、科学规划，有效推进院内业务重组：优化内外科业务结构、门诊住院业务结构、疾病病种收治结构，优化临床技术与业务布局，以特色技术优势与服务模式创新提升竞争力。另一方面，以精细管理为核心，提高资源整合效益。以一线为中心，管理部门先行先导，以服务管理流程优化、服务管理质效提升、服务管理作风改进为目标，健全各部门公正的奖惩制度，提升服务管理的主动性、服务性、可及性；以患者为中心，加强医院资源调度与优化，合理调整医疗成本构成结构，深入研究与推进系统疾病多学科联合诊疗整合服务模式，提升医疗服务质量效率与资源效益。积极拓展和利用社会资源。加强医保、社保等国家新政策的研究、解读和执行，积极参与政策标准制定，争取政府支持与投入；按照“短期有收益、长期无风险”的原则，充分利用社会资本的灵活性，探索医联体管理模式，加强社区联盟、专科联盟建设，通过协同互助，促进从初诊“看门人”到疑难重症诊治的有序化，推动分级医疗实施；依托公益基金等平台，吸纳社会资本，鼓励慈善医疗和社会公益活动的系列开展，进一步提升社会美誉度；开发与国际医疗集团、保险机构、跨国企业的合作机制，引入国际资源提升涉外医疗服务能力和国际影响力；建立健全海内外校友会网络，挖掘和开发校友资源，加强信息沟通，让他们了解、感恩、支持健康事业发展；拓展门诊志愿服务的内涵，引入社会人力逐步开展医院社会服务；以国家科技重大创新项目建设为载体，构建“跨区域、跨院校、跨学科”的资源整合工作机制，全面加强与政府、社会的产、学、研实质性合作，为医院拓展更为广阔的发展空间。

3. 以文化建设为根，大力提升医院文化的引领与凝聚力，推进健康中国建设

一是强化精神引领。立足于医院积累、沉淀的文化元素，面向未来发展的目标任务，传承、总结、提炼、升华医院特质的文化内涵，凝练精神，进一步明确医院发展的使命、愿景与价值观，引领广大员工的思想与行为。

二是强化制度保障。在医院管理创新与事业发展中，党政协同，以制度创新解决制约事业发展的诸多瓶颈，将文化理念融入组织建设和制度建设，贯穿于医院各类业务活动与运营管理的每个过程与环节之中，固化到各级岗位要求与行为规范中，渗透到以资源配置、绩效考核、价值认定等为核心要素的价值链体系之中。鼓励开拓创新、追求卓越的文化：逐步完善目标管理工作制度和综合绩效考核体系，建立系统化、专业化院科两级业务分析与反馈服务常态工作机制，让各部门、各科室适时了解本单位业务运行状况与不足，持续改进组织管理，不断开拓创新。牢记公益导向、为民服务的文化：以患者就医、员工从业、学生求学为重点，推进医院各类业务和管理信息与知识的集成共享、高效沟通，做好服务管理制度设计与实施，最大限度地减少因信息沟通障碍、工作流程烦琐带来的病人就医负担和广大医务人员的重复劳动。彰显公平正义、优劳优得的文化：以育

人用人留人、职称评聘、绩效分配三大政策为核心，创新体制机制，以符合国家政策要求、推进医院改革发展、保障员工权益为基本准则，以公平正义、优劳优得的文化导向做好人力资源管理改革的制度设计与实施推进。宣扬勤俭务实、风清气正的文化：以预算管理、成本核算和成本控制为抓手，建立支付制度导向的精细化财务经济管理制度，为一线业务活动提供卫生经济学方法与政策指导；围绕基础设施、设备物资、能源等资源管理，切实加强质效管理、能耗监测，降低运行成本。通过制度建设与保障使文化精神和理念内化为广大员工的思想与行为习惯。

三是强化平台建设。以院报、网站、宣传栏、电视台等传统媒体为基础，以开放互动的自媒体中心建设为重点，加强文化传播平台建设；以各类文体协会拓展为手段，加强文化活动与沟通平台建设，鼓励工会、共青团在文化建设中发挥积极作用。文化传播与文化活动齐头并进、相辅相成，宣扬医院齐心协力、朝气蓬勃、改革创新的精神风貌，传播健康正能量，引领广大员工积极健康的行为规范和生活风尚。

四是强化全员聚智。要全心全意依靠广大员工办院兴院，充分尊重员工的智慧与创新精神，提高广大员工参与医院治理的积极性、主动性，把员工的智慧和力量转化为改革发展和治理能力提升的动力源泉。在院领导班子、职能部门、业务科室之间，营造信任、共情、互动、互助、开放的环境，把医院治理渗透到事业发展的各个方面、各个层级、各个角落，使每一位员工都有意愿、机会和责任，共同参与医院治理事务，共同提升素质和能力。

（姜 洁）

第十一章　党建与文化

第一节　新时代医院文化建设的政策支撑

2017年7月，国务院办公厅印发了《关于建立现代医院管理制度的指导意见》，从宏观、中观和微观3个层面清晰定义政府治理制度、法人治理制度和医院内部管理制度。其中要求加强医院文化建设：树立正确的办院理念，弘扬“敬佑生命、救死扶伤、甘于奉献、大爱无疆”的职业精神。恪守服务宗旨，增强服务意识，提高服务质量，全心全意为人民健康服务。推进医院精神文明建设，开展社会主义核心价值观教育，形成良好医德医风。关心爱护医务人员身心健康，尊重医务人员劳动成果和辛勤付出，增强医务人员职业荣誉感。建设医术精湛、医德高尚、医风严谨的医务人员队伍，塑造行业清风正气。

2018年6月，中共中央办公厅印发了《关于加强公立医院党的建设工作的意见》。其中强调，加强医院文化建设，引导医务人员弘扬和践行“敬佑生命、救死扶伤、甘于奉献、大爱无疆”的崇高职业精神，塑造医术精湛、医德高尚、医风严谨的行业风范。建立党委主导、院长负责、党务行政工作机构齐抓共管的医德医风工作机制，建立完善医务人员医德考评制度，实行医德“一票否决”制，将医德表现与医务人员晋职晋级、岗位聘用、评先评优和定期考核等直接挂钩。

第二节 医院文化建设和党建的关系

一、医院党建是文化建设的前提和基础

党的领导是中国特色社会主义的最本质特征。坚持党的领导是医院能否发展、怎样发展、发展如何的重要保证。从这个意义上讲，医院党建是文化建设的基本前提和重要基础。这主要体现在以下几个方面：第一，党建为文化建设指明思想政治方向。医院文化建设要坚持马克思主义的指导地位，强化阵地意识，大力挖掘弘扬传统医学文化，把培育和践行社会主义核心价值观融入医药卫生事业发展之中。第二，党建为文化建设提供组织保证。医院文化建设，队伍是基础，人才是关键。党的组织建设有助于选好配强医院文化建设的领导班子，把政治立场坚定、思想理论水平高、熟悉文化工作的干部充实到领导岗位上来，发挥党组织在文化建设中的核心作用，打造一支具有战斗力的文化建设队伍，汇聚起人人参与文化建设的力量。第三，党建为文化建设提供制度保障。建立健全党委统一领导、党政齐抓共管、有关部门分工负责、社会力量积极参与的工作体制和工作格局，是文化建设取得实效的关键。加强党的制度建设，对医院党组织的机构设置、职责定位、任务分工进行科学界定与合理划分，完善各项管理制度，能够保证文化建设有章可循。

二、医院文化建设是党建的重要抓手

面对公立医院及医药卫生体制改革的新任务、新要求，如何创新党建工作方式，提升医院党建工作的针对性和有效性成为一项重要课题。考虑到文化建设的目标内容、基本特性，医院党建可将其作为重要抓手，探索“以文化人、文化建党、文化强院”的发展道路。其依据体现在两个方面：一是文化建设的内容体现党建工作要求。医院党组织和广大党员既是本院历史传统文化的忠实传承者和弘扬者，也是先进文化的积极倡导者和发展者。在文化建设中，无论是挖掘传承历史传统文化，还是结合现代医学发展和医学价值凝练的文化理念，抑或是树立大医精诚的典范人物，营造见贤思齐的学习氛围，都集中体现了党的先进性以及改进党建工作的要求。二是文化建设成果有助于丰富党建内涵。医院文化建设的成果通常包括三个层面：物质层面，如院史展览馆、历史书籍、建筑风格与工作环境等。制度层面，如分工协作机制、民主管理制度。精神层面，如以病人、员工、学生为中心的服务理念，求实创新的价值追求。这些成果客观上为推进党的建设，提升党建科学化水平提供了重要帮助。比如，硬件设施是党领导医院开拓创新的见证和呈现，可成为党员教育的重要载体。相关制度成果能够为党的制度建设提供借鉴和支撑。精神文化成果则有助于增强医院党组织生机活力，有利于党组织凝聚人心，推进各项事业发展。

三、党建和文化建设共同推进医院科学发展

一定意义上说，医院党建和文化建设有相似之处。这主要体现为目标一致性。党的十八届三中全会提出了“使市场在资源配置中起决定性作用”的论断。如何在全面深化改革中进一步推进医院科学发展，提高医院的服务能力和服务质量成为问题关键。理论和实践表明，医院党建和文化建设均有助于推进医院科学发展，提高医院的服务能力和服务质量。一是

加强和改进医院党的建设有利于夯实党执政的组织基础以及完善医院法人治理结构，为深化医改和医院科学发展提供思想保证、组织基础、作风保障和制度支撑。二是加强文化建设有利于弘扬传统文化，增强医院文化软实力。回望来路，才知前行方向。医院文化建设的核心是要在社会主义文化建设的总体框架下，弘扬中华民族优秀的医药文化，传承现代医院改革创新精神，践行敬佑生命、救死扶伤、甘于奉献、大爱无疆的医师职业精神，努力为广大民众服务。概言之，在医院改革发展中，党建保证正确政治方向，文化建设提供强院路径。

第三节　新时代党建工作和文化建设探索

一、把方向、做决策，充分发挥医院党委的领导核心作用

旗帜鲜明坚持党的领导。深入学习习近平新时代中国特色社会主义思想，增强“四个意识”，坚定“四个自信”，做到“两个维护”，确保全院在思想上认同组织、政治上依靠组织、感情上信赖组织，在思想上政治上行动上同以习近平同志为核心的党中央保持高度一致，坚决维护党中央权威和集中统一领导。全面贯彻党的教育和卫生与健康工作方针，坚持社会主义办院方向，大力加强马克思主义学习、研究和宣传，使医院发展方向同国家发展的现实目标和未来方向紧密联系在一起。加强党的纪律特别是政治纪律与政治规矩的教育，努力营造风清气正的政治生态。

充分发挥医院党委的领导核心作用，把方向、管大局、做决策、促改革、保落实、重治理。强化党总支、党支部的政治核心作用和战斗堡垒作用，保证党的路线方针政策及上级党组织的决定得到坚决贯彻执行。全面加强思想政治工作，把思想政治工作贯穿学科、医疗、教学、科研、管理

各个方面。严格落实意识形态工作责任制，强化对课堂、教材、讲座、论坛、出版物、网络、涉外活动、防范院区传教等重要阵地的管理，筑牢思想阵地防线，使医院始终成为坚持党的领导的坚强阵地。

全面加强党委对工会、共青团工作的领导。坚持以政治性、先进性、群众性加强和改进群团工作，支持各级群团组织按照各自章程独立开展工作，为群团组织开展工作创造有利条件，充分发挥群团组织桥梁纽带作用。

全面加强党委对统战工作的领导。进一步营造尊重知识、尊重人才的良好氛围，积极拓展民主党派和无党派人士参与医院治理的渠道，凝聚最广泛的智慧和力量，为建设一流医院贡献力量。

二、管大局、促改革，统筹推进各项事业发展

瞄准一流目标，全力推进一流学科建设。以“十三五”创新发展理念指导顶层设计，统一思想，从内部机制改革入手，克服制度障碍，聚力协同创新推进卓越学科发展：一是培育协同创新文化。破除学术藩篱，打破本位主义，开放共享，树立学科交叉、协同发展的全局观念、大局意识和胸怀气度；鼓励创新精神，建立容错机制。让创新文化渗透和引领一流学科建设，让一流学科为文化建设注入新的活力。二是凝炼协同创新研究方向。紧扣面向世界医学科技前沿、面向国家重大需求、面向国民经济主战场的主题，着力高端医学前沿关键技术和核心技术，以优势学科发展壮大、传统学科与时俱进、交叉学科异峰突起为导向，凝练学科交叉与协同创新研究方向。探索构建全生命周期的人口健康管理学科发展模式，统筹学科建设的质量、规模和结果。同时以系统学科为资源配置主体，引领医院的整体规划与协同发展。三是推进大格局人才队伍建设。有规划、有方向地培养和引进具有国际影响力的专业人才和领军人物，支持一批有潜力的专家冲击学术高峰。搭建高水平开放共享、协同创新的学科发展平台，

营造培养拔尖创新人才，特别是具有不同背景、适应未来学科发展的大格局专业人才的环境。四是机制创新提升支撑保障能力。大力构建和切实优化科学高效的组织管理体系、干部选任方式、拔尖人才培养方式、以质量贡献为导向的评价机制、以学科交叉融合为导向的资源配置方式、国际交流与合作模式，解决好组织管理、资源共享、信息沟通、绩效评价、权益分配等五大机制问题，为协同创新扫清制度障碍。

创新医疗卫生服务供给模式，提升医疗服务水平和质量。把提升医疗质量和保障患者安全作为永恒主题，探索医疗服务人力资源配置新模式，不断完善医疗服务安全结果评价监管制度，落实精细化管理，主要医疗服务质量安全指标对接世界先进水平；大力提升医技检查、检验结果对临床诊断和治疗决策的支撑作用；持续改善医疗服务，深入推进医疗服务模式创新，规范诊疗行为，优化服务流程，植入文化理念，健全长效机制；切实构建和创新基于新型DRGs（疾病诊断相关分类）的业务治理体系，大力推进临床路径和医药费用控制，推进以大数据为核心、多种工具综合应用的专科评价、绩效分配和资源配置改革；加强医德医风建设和医学人文关怀，构建和谐医患关系；积极探索数据驱动下的分级诊疗，扩大优质资源的辐射范围，最大限度地释放服务效能，提升整体资源效益。

坚持立德树人根本任务，培养具有国际竞争力的高质量医学人才。紧紧围绕“培养什么样的人、如何培养人、为谁培养人”这个根本问题，以社会主义核心价值观为引领，注重学生终身学习发展、创新性思维、适应时代要求的关键能力培养，使医学教育更加符合医学人才的成长规律。把思政工作和价值引领贯穿医教研管全过程，实现全员育人、全程育人、全方位育人。大力加强理想信念和中华优秀传统文化、革命文化、社会主义先进文化教育，重点加强医学人文培养，完善医学生胜任力测评体系，引导学生树立“四个正确认识”、坚定“四个自信”。大力提升实际能力，充分利用临床技能中心，提高各类学生学员的操作技能及临床思维、医患沟通、团队协作等非操作能力的培养。严格教学考核，加强教师培养培训，全面提升教师教育教学能力。完善本科生、研究生培养质量保障体系和评价体系，实现人才培养全过程、多维度的质量监控、反馈和提升。

加强健康科技创新，促进医学科技进步。推动卫生健康事业由“以治病为中心”向“以健康为中心”转变，以提升健康科技创新能力、发展健康服务产业、培育科技创新人才为目标，重点加强临床应用与转化研究、推动前沿技术创新、推动科学技术普及、促进成果转移转化、构建国际合作网络。推动新型健康服务技术创新与应用，探索利用人工智能、精准医疗、物联网与信息化、纳米技术、再生创生医学与技术等前沿科技，发展个性化健康服务、协同医疗、智慧医疗、医学应急救援等，建立更好的医学技术与科研创新激励机制和以应用为导向的成果评价机制，有效提升基础前沿、关键共性、社会公益和战略高科技的研究水平。推动基于大数据的健康医疗技术研发、应用和服务创新，加强健康医疗大数据应用体系建设，推进基于区域人口健康信息平台的医疗健康大数据开放共享、深度挖掘和广泛应用。完善科技创新体系，改革创新科研组织管理模式，提前部署、搭建平台、组织队伍，大幅改进提升医院争取项目的精准度、孵化成果的成功率。完善科研评价体系，实行分类评价，保护创新、宽容失败，支持员工潜心开展具有原创价值的探索性研究，支持开展与国家重大需求相结合、引领科技发展的前沿研究，激发科研人员的创新力。完善有利于科技成果转化的科学高效的管理机制和服务队伍，全面提升科技成果转化能力。依托自身优势，借力外部资源，加快推进科技产业高质量发展。

三、保落实，重治理，建设充满活力的服务型党组织

大力完善医院管理体系。一是建立健全具有自身特色的医院治理体系，打破职能壁垒，建立横纵向互联互通的沟通平台，提高医院运行效率。探索与完善以院、党总支和大科、党支部与科室三级运行为主线的管理机制和制度建设，深化资源配置改革，构建以医学发展前沿和技术世

界引领为导向的资源配置机制，使有限的资源发挥出最大效益。加大督查力度，重点做好各项工作的监督落实。二是健全决策机制。建立“正职监管、副职分管、集体领导、民主决策”的权力运行监督机制和“三重一大”等重大事项及涉及医务人员切身利益的重要问题，必须集体讨论决定的机制。坚持和完善医院党委常委和党委委员议事规则，健全协同运行的工作机制。进一步下放管理权力，将权力运行推行至一线员工，提高一线员工决策参与度。充分发挥专家作用，建立和完善各种专家委员会，充分发挥专家在专业性、技术性较强决策事项中的重要作用。三是健全民主管理制度。坚持“双代会”制度，工会依法组织职工参与医（学）院的民主决策、民主管理和民主监督。建立健全党代表提案制度，提高党代表提案和履职质量；进一步推进信息公开，涉及经营管理和发展的重大问题、职工切身利益的事项，充分听取职工意见。

大力提升团队治理能力。一是建设政治过硬的学习型领导班子。坚持和完善党委中心组学习制度，不断加强对党的最新理论成果、方针政策，以及教育教学、卫生与健康领域新发展、新技术、新理念的学习，把战略规划能力、推动实施能力、政治沟通能力、危机应对能力、制度建构能力和科学决策能力作为班子能力建设的核心内容，努力提高班子成员的思想理论水平和科学治理能力。严守政治规矩，严肃党内政治生活，坚持群众路线，健全作风建设长效机制，努力建设善担当、会担当、重担当、愿担当、能担当的领导班子。二是建设德才兼备的攻坚型干部队伍。坚持党管干部，注重德才兼备、以德为先的选人用人标准；注重从医疗、教学、科研、管理一线选拔优秀干部，鼓励学术骨干承担管理工作；注重培养选拔优秀年轻干部，特别是大胆启用那些在关键时刻经受住了考验、承担过急难险重任务，或经过多岗位锻炼、工作实绩特别突出的年轻管理人才。重点严格干部选任程序，加大轮岗交流力度，进一步加强对干部的监督管理，严格执行提醒、函询和诫勉制度；重点培养干部的专业能力、专业精神，增强干部队伍适应新时代中国特色社会主义发展要求的能力、进一步完善干部考核制度，健全和完善后备干部的遴选、考核和退出机制。三是建设创新进取的专家型人才梯队。坚持党管人才原则，遵循人才成长规律，破解人才管理瓶颈，创新人才培养、评价、流动、激励、引进、保障机制。整合优势资源，统筹推进各类人才队伍建设，优化完善医学人才智库。着力培养具有国际影响力的高层次拔尖人才，带动一批青年后备人才，产出一批标志性成果；建立由外聘科学家团队、离退休专家顾问团队、院内首席专家团队组成的首席科学家与首席专家制度；构建由人才摇篮、人才新星、人才骨干、学科带头人、首席（领军）专家组成的分级分类人才管理与培养体系；实施管理服务队伍培育工程，建设一支信念坚定、作风优良、高素质专业化的服务保障队伍；全面实施以贡献和业绩为核心的人才考核评价工程，强化以岗位职责及质效为核心的绩效分配制度，实现优劳优酬；建立以海内外同行评议、第三方评议为主的优秀人才评价机制。健全人才梯队良性激励机制和竞争性成长机制，明确进出、升降的机制和路径，完善员工职业生涯规划体系。全面推进由一流人才队伍建设引导的条件环境支撑工程，强化人才优先的资源配置机制，让做出一流贡献、达到一流水平的优秀人才获得一流的支持条件；完善优质、高效、精细的人才服务保障体系，营造真诚关心人才、爱护人才、成就人才的良好环境氛围。

大力筑牢基层战斗堡垒。一是加强组织建设，激发基层组织活力。以改革创新精神抓好基层党组织建设，落实好规定动作，改进工作方式，充分发挥基层党组织的战斗堡垒作用和党员的先锋模范作用。选优配强党支部书记和党支部委员，充分发挥党支部书记引领带动作用，加大培训党务骨干，让党支部书记有压力、有能力抓好党建工作。提高科室管理小组成员担任支委的比例，加强党支部建设与业务工作相互融合、相互促进。强化党员身份意识，优化党员队伍。按照控制总量、优化结构、提高质量、发挥作用的要求，做好高端人才、学术骨干的培养和发展工作，使党员结构不断优化。加强基层党建工作制度建设，全面落实党建目标责任制，完善医院党建工作责任体系，进一步强化党总支、党支部的政治功能和服务功能，鼓励基层探索创新，提升基层党组织服务能力；优化完善《党总支、党支部党建工作考核办法》，强化“抓党建就是抓发展，抓好党建就是最大政绩”的责任意识，做好年度党总支、党支部书记抓党建工作述职评议工作，扩展评议结果使用。坚持党的组织生活各项制度，创新方式方法，增强活力和实效性；坚持和完善党内民主，尊重党员的主体地位，充分保障党员民主选举、民主决策、民主管理、民主监督的权利，畅通党员参与决策的途径，完善党内民主监督制度。二是持续提升党建工作的科学化水平。强化科学工作体系：聚焦医药卫生领域党建难点领域和热点前沿，抓准学科建设方向；汇聚多领域、多学科资源，构建研究、协作和培养平台；锤炼一支专业化和职业化的党建队伍；凝练一批在全国有影响力的党建品牌，发起并承担一批国家重点关注的前沿课题，发表系列引领医药卫生行业的管理性党建文章，出版一批有医院特色的文化产品。强化条件保障：建成和完善党建信息化平台，实现集在线学习、事务办理、数据分析、工作跟进、党建考核、交流分享等功能于一体。加大党建活动经费支撑，多途径保障党总支、党支部经费；继续在空间资源、活动场所等条件上给予支持。

大力增强凝聚力和影响力。一是着力提升员工的获得感和凝聚力。充分尊重与肯定每一个岗位的价值，健全能上能下、能进能出的用人体系和科学合理的职称评聘与绩效分配体系，努力使每位员工的职业生涯发展能得到相应的引导、支持和帮助。丰富专业与非专业的文化内涵，关注老中青，选树创意、创新、变革标杆典型，促进员工身心成长与业务成长融合，提高其对医院文化的认同感。充分调动科室的积极性，在学科发展中崇尚“求实”，在学术引领中崇尚“创新”，在人才培养中崇尚“精业”，在思想教育中崇尚“厚德”，形成“尊老爱幼、扶前携后”的科室文化。研究探索康老服务，让老有所依；开发社会资源，拓宽员工子女入学渠道，让幼有所托；丰富员工文化生活，引导积极健康的行为规范和生活风尚。二是进一步提升医院美誉度和影响力。宣传工作下沉到学科、支撑到专业、关注到个人，深度挖掘、整理、传播党建创新与医教研管工作新成绩新进展，讲好医院故事，传递医院正能量，着力打造医院文化品牌。积极担当社会责任，全力落实精准扶贫国家战略，加强与“一带一路”沿线国家在人才培养和医药卫生领域的交流合作。三是强化制度导向，注重顶层设计，用系统思维和改革创新的办法加强制度建设，以从严从实的要求强化制度的约束力和执行力，考核评优制度向应急救援、援疆、援藏、援非等重大事件和中心工作倾斜；严格执行科室学术资源、奖酬金考核分配公开制度；围绕患者就医、员工从业、学生求学，改进管理服务制度，与时俱进地推进制度废、改、立工作，以制度建设固化和沉淀文化建设成果。

大力推动从严治党全面落地。一是坚定不移全面从严治党。严格落实党风廉政建设“两个责任”，层层压实责任。推进全面从严治党制度创新，立足当前、谋划长远，把从严治党要求具体化、清晰化，增强现实针对性和有效性，健全和完善相关制度，重点抓好制度落实，充分发挥制度建设的治本作用。强化党内监督，深化作风建设，推进标本兼治，严厉惩治腐败，坚定不移地把全面从严要求贯彻到管党治党、办学办院全过程。二是建立健全作风建设长效机制，严格执行中央“八项规定”，持之以恒正风肃纪，以优良的党风促行业作风建设。不断完善惩治和预防腐败体系，加强廉洁文化建设，深入推进廉政风险防控，坚持有腐必反、有贪必肃，着力构建不敢腐、不能腐、不想腐的机制。三是完善管党治党问责机制，对不履行或不正确履行全面从严治党责任的，坚决进行责任追究，用强有力的问责倒逼管党治党、办学办院主体责任落实到位，在新的起点上推动医（学）院全面从严治党向纵深发展，全面提高医（学）院党的建设工作水平。

（张伟　姜洁）

后　记

本书完成的这一刻，焦虑与淡定、艰辛与喜悦、痛苦与幸福百味回肠。在写作过程中，深感自己智力平庸和才疏学浅，尽管有一定的资料积累和知识储备，但写作依然受到资料、时间、个人阅历和能力水平的限制，文中错误及疏漏在所难免，敬请各位同仁批评指正。

写作之路，我最最感激的是一群志同道合的同事和朋友，被一位同行戏称为“国内最好医院的顶尖笔杆子”。他们是：北京医院人事处处长吴捷、复旦大学附属中山医院党委副书记李耘、山东大学齐鲁医院宣传统战部部长吕军、华中科技大学同济医学院附属同济医院党委办公室主任闫明、中南大学湘雅二医院纪委副书记监察办主任夏良伟、西安交通大学第一附属医院组织统战部部长高琰。这群奋斗在医疗卫生第一线的同道、朋友的深厚的学科知识、敏锐的科研思维、宽广的国际视野、严谨的治学态度无时无刻不在鞭策着我；甘为人梯的处世哲学和为科研奉献毕生精力的执着无时无刻不在感动着我；百折不挠的求真意识和敢为人先、敢于担当的大家气质无时无刻不在激励着我。这群奋斗在医疗卫生第一线的同道、朋友，虽不能时刻相伴，却能一路走来惺惺相惜，始终守望相助。这群奋斗在医疗卫生第一线的同道、朋友，让我深刻体悟“走得快，一个人；走得远，一群人”的哲理，这个团队是我们未来最珍贵的财富，我谨在此向你们表示深深的谢意。

写作之路，我最最感谢的是四川大学华西临床医学院（华西医院）对我的培养。感谢我的领导郑尚维教授、敬静教授、张伟教授，感谢你们让我浸润和成长在华西文化中，感谢你们言传身教启迪、指导我思考、分析和解决医院管理中的现实问题；感谢你们在我工作中的包容、理解与支持，所有的点点滴滴将成为我最珍贵的回忆。感谢我的同事李锴科和吴依西同志为此书出版事无巨细地工作。我特别要感谢新华文轩集团和四川科学技术出版社社长钱丹凝、副社长程佳月和编辑何晓霞对本书出版的鼎力支持。

写作之路，我最最感恩的是我的家人。感谢我的父母30余年毫无怨言、不计回报的付出，每多一根白发、每添一丝皱纹、每弯一点身躯都饱含着对我的无限亲情，谢谢爸爸妈妈，你们无私的爱和殷切的期望始终是我前进的莫大动力！感谢我的丈夫一直以来的包容体谅与无限支持，快乐与喜悦我们共同分享，痛苦与艰辛我们共同分担，温暖与幸福我们共同筑造！感谢我的儿子，你的成长妈妈有太多的缺项和漏项是我一生最大的遗憾，而你乐观健康地茁壮成长，带给妈妈无限的惊喜与快乐却是妈妈一生最大的幸福！感谢我的家人，你们永远是我一生中最坚强的后盾。

千言万语唯有感谢，汇聚爱心砥砺前行。“路漫漫其修远兮，吾将上下而求索”。

姜　洁

2018年12月